AF475746

DES PRÉSENTATIONS

DU

SIÈGE DÉCOMPLÉTÉ MODE DES FESSES

PAR

Le Docteur Georges STEINMETZ

GÉRARDIN, NICOLLE & Cie

NANCY
19, Rue de l'Équitation, 19

VERSAILLES (Porchefontaine)
PARIS, 43, Rue du Temple

1898

DES PRÉSENTATIONS

DU

SIÈGE DÉCOMPLÉTÉ MODE DES FESSES

PAR

Le Docteur Georges STEINMETZ

GÉRARDIN, NICOLLE & Cie

NANCY
19, Rue de l'Équitation, 19

VERSAILLES (Porchefontaine)
PARIS, 43, Rue du Temple

1898

AVANT-PROPOS

Les présentations du siège décomplété mode des fesses ont été étudiées par bien des auteurs, mais d'une part les uns, dans leurs traités généraux d'obstétrique, limités par le cadre de l'ouvrage, n'ont pas donné à la question toute l'importance qu'elle comportait, d'autre part les autres, dans des publications isolées ou dans des thèses, se sont attachés plus particulièrement à mettre en lumière certains points déterminés. Un travail d'ensemble manquait donc sur la question. Frappé de cette lacune, notre ami le docteur Maleterre, alors chef de clinique à la Maternité, nous conseilla de reprendre cette étude et d'en faire le sujet de notre thèse inaugurale. Notre but a été moins de faire une œuvre originale que de rassembler des matériaux épars çà et là, de les condenser et de mettre au point, dans une sorte de monographie, une question d'une importance incontestable.

Une heureuse tradition, à laquelle nous nous

faisons une joie de nous conformer, nous permet d'exprimer ici toute notre gratitude aux maîtres, qui, au cours de notre scolarité, nous ont encouragé et soutenu de leurs bienveillants conseils. Que M. le doyen Gross, qui nous fait l'honneur d'accepter la présidence de notre thèse, veuille bien recevoir tous nos remerciements et qu'il nous permette de lui témoigner toute notre admiration pour ses savantes leçons cliniques et notre gratitude pour le dévouement éclairé, dont il n'a cessé de nous entourer en des heures pénibles. Un regret que nous exprimons bien haut, c'est de ne pas voir M. le professeur Hergott, obligé de s'absenter, figurer dans le jury de cette thèse.

M. le professeur agrégé Schuhl, avec sa complaisance et son érudition habituelle, a revu notre travail ; nous lui devons pour cela une dette de reconnaissance. Le souvenir de M. le professeur Garnier, dans le laboratoire de qui nous avons passé trois ans, n'est pas près de s'effacer de notre mémoire, pas plus que celui de MM. les professeurs Spillman, Haushalter, Frœlich, Etienne, qui n'ont cessé de nous témoigner leur bienveillance.

Il nous reste à assurer de notre vive gratitude notre ami le docteur Maleterre, dont les conseils nous ont été si utiles et nous ont permis de mener ce travail à bonne fin.

Et pour vous, chers camarades de pension, qui avez été pour nous des amis si sûrs et si dévoués dans de douloureuses circonstances, laissez-nous vous dire quel excellent souvenir nous conserverons de nos relations si étroites; laissez-nous aussi espérer que la séparation n'est pas définitive et que nous nous retrouverons encore groupés autour de la même table en des jours plus heureux.

DIVISION DU SUJET

Notre premier chapitre sera consacré à la définition, à la fréquence et à l'étiologie de présentation du siège décompléte mode des fesses.

Dans le deuxième, nous étudierons les symptômes et le diagnostic suivant que le siège est engagé ou non, chacun de ces cas étant envisagé successivement pendant la grossesse et pendant le travail. Pour être complet, nous nous occuperons aussi du diagnostic des différentes positions, du diagnostic différentiel et du diagnostic après la naissance.

Le troisième chapitre sera pris par le mécanisme de l'accouchement dans les présentations du siège mode des fesses.

Le quatrième chapitre sera réservé au pronostic maternel et fœtal.

Dans le cinquième chapitre sera étudié le traitement pendant la grossesse, pendant le travail normal et pendant le travail avec complications nécessitant une intervention, enfin la thérapeutique à instituer dans les bassins viciés.

En dernier lieu figureront les conclusions.

CHAPITRE PREMIER

Définition, Fréquence et Etiologie

Le siège peut se présenter de deux façons, complet ou décomplété et il peut être décomplété suivant trois modes :

1° Mode des pieds ;

2° Mode des genoux ;

3° Mode des fesses.

C'est de ce dernier que nous allons nous occuper.

Définition. — On dit qu'll y a présentation du siège mode des fesses, quand le fœtus met en rapport avec le détroit supérieur son extrémité pelvienne (et par extrémité pelvienne, suivant Depaul, on doit entendre toutes les parties, qui sont situées au-dessous des deux crêtes iliaques), que les cuisses sont fléchies sur l'abdomen, les jambes étendues sur les cuisses, en sorte que les pieds arrivent à la hauteur du cou.

Fréquence. — Quelle est la fréquence de ce genre de présentations ?

D'après certains auteurs, il y aurait un peu

moins de présentations du siège mode des fesses que de sièges complets.

Telle n'est pas cependant la notion qui ressort de la statistique publiée par Ribemont-Dessaignes dans la dernière édition de son traité d'accouchements et où sur 81 sièges chez les primipares, on remarque :

57 mode des fesses ;

21 sièges complets ;

3 sièges mode des pieds ;

et sur 60 sièges chez les multipares, on remarque :

27 sièges mode des fesses ;

23 sièges complets ;

6 sièges mode des pieds ;

1 siège mode des genoux.

Telle n'est pas non plus l'opinion que l'on se fait lorsqu'on lit la thèse de Bloch. En effet, sur 14,307 accouchements, l'auteur a relevé :

175 sièges mode des fesses dont 100 chez des primipares et 75 chez des multipares ; et seulement 135 sièges complets ;

39 sièges mode des pieds ;

2 sièges mode des genoux.

En se basant sur cette dernière statistique, la proportion des présentations du siège mode des fesses serait de 1 cas sur 84 accouchements.

La fréquence relative des positions, d'après le travail de Bloc, suivrait l'ordre que voici :

Sur 175 accouchements en siège mode des fesses on y trouve relevés :

SIGA . . .	105
SIDA	26
SIDP	23
SIGT	9
SIDT	7
SIGP	5

Avant d'aborder l'étude des causes de la présentation du siège mode des fesses, il convient d'élucider un point pas mal controversé. Le voici :

1° La présentation du siège mode des fesses peut-elle être primitive ou est-elle toujours secondaire comme le veulent Hubert de Louvain et Frisch, autrement dit peut-elle exister avant le travail ou n'est-elle que le résultat de celui-ci ?

2° Est-elle franche ou accidentelle (c'est une autre distinction établie par le professeur Pinard dans son traité du palper abdominal) ; en d'autres termes, le siège, les membres inférieurs relevés, s'accomode-t-il à la fin de la grossesse, de telle sorte qu'il reste constamment en rapport avec le détroit supérieur, qu'il est impossible de le mobiliser, de le faire évoluer ?

3° Enfin (division qui se rapproche de la précédente, tout en lui paraissant préférable ; elle est de Tarnier et Chantreuil), les présentations dn siège mode des fesses sont-elles quelquefois définitives, c'est-à-dire une fois produites ne changent-elles plus ou sont-elles toujours temporaires, c'est-à-dire le siège est-il toujours capable de remonter au fond de l'utérus pour faire place à une autre présentation?

A toutes ces questions, il faut répondre de la façon suivante : la présentation du siège mode des fesses peut être primitive, franche, définitive, puisqu'à la fin de la grossesse, avant tout début de travail, elle a été trouvée engagée C'est au docteur Budin que revient le mérite d'avoir nettement démontré, dans un mémoire lu à la Société de médecine de Paris en 1881, l'engagement de l'extrémité pelvienne pendant la grossesse, fait simplement signalé en 1876 par Bailly, qui s'exprime en ces termes :

« Ainsi, tandis qu'il est commun de voir l'extrémité céphalique descendre dans l'excavation, dès la fin du huitième mois de la grossesse, surtout chez les primipares, cet engagement est-il extrêmement rare quand il s'agit du siège. Je ne l'ai observé qu'une fois dans l'espace de 15 ans. »

Encore Bailly ne spécifie-t-il pas si c'est un mode des fesses, ce qui est très probable. Lefour, dans une publication datant de 1882 ; Ollivier, dans sa thèse inaugurale de la même année « sur la conduite à tenir dans les présentations de l'extrémité pelvienne décomplétée mode des fesses », ont observé des faits analogues à ceux observés par M. Budin et confirmant sa démonstration.

Depuis lors, a paru la thèse d'Henrionnet écrite sur ce sujet sous l'inspiration de M. Budin.

Personnellement, il nous a été donné à plusieurs reprises de voir M. le professeur Hergott nous montrer le siège engagé avant tout début du travail : toujours il s'agissait du siège mode des fesses.

Voilà donc un point tranché : le siège décomplété mode des fesses peut s'engager à la fin de la grossesse et en s'engageant constituer une présentation primitive, franche, définitive.

Causes. — Quelles sont les causes qui produisent le relèvement des membres inférieurs, le long du plan fœtal antérieur?

Disons de suite que l'on ne peut répondre à pareille question que par des hypothèses. D'après Horwitz, la présentation mode des fesses primitive, c'est-à-dire existant avant tout début de travail, s'expliquerait « par un spasme musculaire fœtal ayant pour effet de maintenir les cuisses fléchies et les jambes étendues ». Ce spasme peu être évidemment mis en cause dans certains cas exceptionnels, tel que celui qu'a rencontré Horwitz; mais il s'agit là d'une exception; aussi l'opinion d'Horwitz, fondée sur un fait trop particulier, ne peut-elle être admise d'une façon générale et servir de base à une théorie. La plupart des accoucheurs croient plutôt voir dans le relèvement primitif des membres un effet de la tonicité de la paroi utéro-abdominale qui, à un certain moment de la grossesse, surprend le fœtus dans l'attitude décomplétée, le maintient dans cette attitude et le fait pénétrer ainsi dans l'excavation.

Leur manière de voir concorde avec ce fait, que cette présentation existe surtout chez les primipares où l'on rencontre spécialement cette tonicité utéro-abdominale.

Voilà l'explication proposée pour les présentations primitives.

Les présentations secondaires, c'est-à-dire celles qui dérivent d'un siège en masse au détroit supérieur et se produisent sous l'influence des contractions utérines, s'expliquent par la mobilité des membres inférieurs, dont le pelotonnement était défectueux au moment du travail, membres qui se relèvent au-devant du fœtus, repoussés par la marge du bassin, quand la contraction, agissant plus ou moins obliquement, cherche à faire pénétrer le siège dans l'excavation.

CHAPITRE DEUXIÈME

Symptômes et Diagnostic

A. — Pendant la grossesse. — Deux cas sont à envisager :

1° Le siège est engagé.

2° Le siège n'est pas engagé.

Siège engagé. — L'engagement du siège, comme celui du sommet, s'annonce par un ensemble de symptômes tels que : abaissement de l'utérus, diminution de volume du ventre, dont le résultat se traduit par des phénomènes de décompression et de compression ; phénomènes de décompression marqués par la cessation de la gêne respiratoire des troubles digestifs ; phénomènes de compression produisant une sensation de pesanteurs sur l'intestin (envie illusoire d'aller à la selle, difficulté des garde-robes), sur la vessie (envie d'uriner) et ayant aussi un retentissement sur les vaisseaux (accroissement des varices des membres et de l'anus).

Ces phénomènes ne sont aussi accentués, quand il s'agit du siège que de la tête et la différence peut s'expliquer ainsi : l'engagement de l'extrémité pelvienne sans les membres inférieurs laisse un vide moins grand dans la cavité abdominale, que l'engagement de la tête ; de là un abaissement moins prononcé de l'utérus et par suite un changement moindre dans les phénomènes dus à la compression exercée par le globe utérin sur l'estomac et le diaphragme. D'autre part le siège relativement mou, moins volumineux, fait subir aux vaisseaux et aux viscères de l'excavation une pression beaucoup plus faible qu'une tête masse moins réductible et plus volumineuse. Il en résulte que les troubles circulatoires et viscéraux liés à la compression des vaisseaux, de la vessie et du rectum sont moindres.

Mais tous les signes que nous venons d'énumérer, malgré les différences signalées, permettent bien de faire penser à l'accoucheur, qu'une partie fœtale est engagée ; ils peuvent, à la grande rigueur, lui donner des présomptions en faveur d'un siège, mais nous les croyons insuffisantes pour permettre d'affirmer le diagnostic, qui sera surtout basé sur le trépied obstétrical : *le palper*, l'auscultation et le toucher.

Palper. — On sent en déprimant latéralement la paroi abdominale au-dessus des branches horizontales du pubis l'excavation remplie par une masse fœtale, irrégulière, dépressible, de volume moyen. Sur cette masse, on ne perçoit aucune partie saillante rappelant le front de la présentation du sommet ; tous les points en sont également accessibles. Au fond de l'utérus, cachée sous les fausses côtes gauches, ou sous la face inférieure du foie, se trouve une masse arrondie, dure, régulière, volumineuse, la tête.

Cette tête ballotte presque toujours avec facilité, et si la paroi abdominale par suite de sa résistance, si le liquide amniotique par suite de sa quantité, empêchent de percevoir nettement ce ballottement, il faudrait à l'instar de M. Pinard faire coucher la femme sur le côté, ou ainsi que le recommande M. Budin, la placer sur les coudes et sur les genoux. La tête alors en raison de sa pesanteur s'applique contre la paroi abdominale, devient plus supperficielle, plus accessible, plus mobile. M. Maurice donne comme caractéristique de la présentation du siège une douleur provoquée, quelquefois spontanée, qui existerait dans 70 0/0 des cas. Cette douleur se percevrait au point et au moment où l'on produit le ballottement céphalique. Elle serait moins vive avec une petite tête, s'exagérerait avec une grosse ; on la verrait même devenir de plus en plus intense, à mesure que la grossesse approcherait du terme, que le liquide amniotique diminuerait, tandis que la tête fœtale augmenterait de volume.

Unissant les deux pôles fœtaux et se continuant directement avec le pôle inférieur, on trouve le dos, dont la situation indique la position et même la variété de position. La recherche du dos offre quelquefois des difficultés. Celles-ci se produisent quand, entre le dos et la paroi utérine, existe une certaine quantité de liquide amniotique, quand des pressions fortes ont refoulé le tronc vers le centre du globe utérin, quand il y a position postérieure. Pour arriver à le trouver, Budin conseille de procéder ainsi : « Il faut mettre une main sur l'extrémité supérieure de l'ovoïde fœtal, qu'on saisit à travers la paroi abdominale et la paroi utérine, le refouler de dedans en dehors en même temps qu'on exerce une pression de haut en bas. Le fœtus se trouve ainsi appliqué directement contre la paroi utéro-abdominale. Sous la pression qu'il supporte, son tronc se courbe, s'infléchit davantage et le dos fait une saillie plus convexe, facilement appréciable pour les doigts de l'autre main qui l'explorent. Le sillon de la nuque, que dans les présentations du sommet on trouve au voisinage d'une fosse iliaque, se sent vers le fond de l'utérus quand il s'agit du siège. » M. Pinard attache une grande importance à ce signe, à qui il attribue une valeur peut-être plus grande qu'au ballottement; car, dit-il, le siège est susceptible de ballotter en haut, pour peu qu'il y ait plus de liquide que normalement dans l'utérus. Du côté de la matrice opposé à celui qu'occupe le dos, on sent quelquefois (Tarnier), de bas en haut, les membres pelviens relevés, qu'on peut suivre sur toute leur étendue. Ils se terminent à la hauteur de la tête par la saillie des talons.

Auscultation. — Elle est incapable à elle seule d'établir le diagnostic.

Depaul, qui croyait le cœur fœtal plus rapproché de la tête que du siège, divisait l'utérus en deux parties égales, par une ligne horizontale passant à peu près à la hauteur de l'ombilic, et il avait établi cette règle générale, que toutes les fois que le maximum des bruits fœtaux s'entendait au-dessous de cette ligne, on pouvait conclure à un sommet; toutes les fois qu'il existait au-dessus, c'était un siège. Si la manière de voir de l'éminent accoucheur était rigoureusement exacte, on pourrait à la rigueur se baser sur l'auscultation pour différencier le sommet du siège. Mais malheureusement elle a été reconnue fausse. Ribemont-Dessaignes a, en effet, démontré par des coupes que le cœur du fœtus est au moins aussi rapproché du siège que du sommet; d'autre part, nous avons vu que le siège mode des fesses est susceptible, lui aussi, de s'engager à la fin de la grossesse; or, s'il s'engage, il est possible à celui qui ausculte d'entendre comme dans le sommet le maximum des bruits du cœur au-dessous de l'ombilic. De ce qui précède, on peut donc tirer la conclusion suivante : le fait d'entendre le maximum des bruits fœtaux au-dessous de l'ombilic signifie simplement que l'on a affaire à une présentation engagée qui, en l'absence de tout travail, ne peut être que le sommet ou le siège mode des fesses, mais qui peut être aussi bien l'un que l'autre.

L'auscultation ne nous servira donc à rien pour le diagnostic de la présentation; il n'en est pas tout à fait de même, ainsi que nous le verrons plus loin, quand il s'agit de la position et de la variété de position.

Toucher. — Le doigt trouve dans le cul-de-sac antérieur une partie fœtale ronde, régulière, assez dure, qui correspond à la fesse et à la région trochantérienne dirigée en avant ; lorsqu'on examine avec plus de soin, on découvre deux plans, un premier superficiel formé par les parties molles, un second plus profond constitué par le trochanter et l'ischion. Si au lieu de limiter le toucher vaginal à l'exploration du cul-de-sac antérieur, on porte les doigts dans les culs-de-sac latéraux et postérieur, on sent des inégalités. En aucun point on ne rencontre les membres pelviens. Voilà ce que l'on constate chez les primipares.

Chez les multipares dans les dernières semaines de la grossesse, le canal cervical est ordinairement ouvert et on arrive facilement sur les membranes. A travers ces membranes, on peut distinguer comme au moment du travail toutes les particularités du siège, que nous énumérerons dans un instant. Toutefois ce moyen d'investigations est peu recommandable; il faut en être extrêmement sobre, attendu qu'il peut amener la rupture des membranes et la mise en jeu de la contraction utérine.

Siège non engagé. — Dans ce cas, il n'existe aucune modification des phénomènes digestifs et respiratoires et une absence des phénomènes de compression des organes pelviens.

Palper. — Les caractères sont les mêmes que pour le siège engagé avec cette différence que la tumeur inférieure formée par le siège est mobile, l'excavation libre. Le siège est quelquefois incliné vers une des fosses iliaques qu'il remplit.

Auscultation. — Le maximum des bruits du cœur est au niveau ou au-dessus de l'ombilic.

Toucher. — Le doigt n'atteint pas ou difficilement la partie qui se présente.

B. — Diagnostic pendant le travail. — Si le palper est possible dans l'intervalle des contractions, il donne les mêmes résultats que pendant la grossesse.

Mais c'est surtout au toucher, qu'il faut s'adresser pour avoir des données nettes. Ce toucher indique une poche des eaux volumineuse, quand le siège n'a pas franchi le détroit, plate s'il y a engagement. Dans les premiers cas, la rupture est bruyante, dans le second elle est sourde.

A travers les membranes ou directement quand elles sont rompues, on sent les particularités du siège mode des fesses, c'est-à-dire l'absence de petites parties, le sillon interfessier, le sacrum, le coccyx qui servent de point de repère pour la position, l'anus, le scrotum ou la vulve.

Diagnostic des positions et des variétés de position.

Il faut distinguer 2 cas: A) pendant la grossesse; B) pendant le travail.

A. — *Pendant la Grossesse.* — Que le siège soit engagé ou non, le diagnostic se fait uniquement par le palper avec cependant le contrôle de l'auscultation. Toutefois, chez certaines multipares à col ouvert avant le travail, on arrive, en abaissant par des pressions sur le fond de l'utérus, le siège s'il est élevé, à distinguer à travers les membranes à quelle variété de position on a affaire. Mais il faut en général renoncer à ce moyen d'investigation qui est susceptible d'amener la rupture des membranes et la mise en jeu de la contraction utérine. Ce sera donc durant la grossesse au palper qu'il conviendra de s'adresser pour recueillir des renseignements réellement utiles. Quant à l'auscultation, elle ne peut pas servir seule à poser un diagnostic ferme ; on ne l'emploiera, mais avantageusement, que pour corroborer les données fournies par le palper.

POSITIONS GAUCHES. — *SIGA.* — *Palper.* — Le dos se trouve en avant et à gauche ; le sillon du cou est facile à sentir et on perçoit le ballottement céphalique net de la tête cachée sous le foie.

Auscultation. — Le maximum des bruits du

cœur s'entend sur la ligne médiane, quelquefois un peu à droite à des hauteurs différentes par rapport à l'ombilic selon qu'il y a engagement ou non.

SIGT. — *Palper.* — Le dos est à gauche.

Auscultation. — Le maximum des bruits s'entend à gauche.

SIGP. — *Palper.* — On ne peut sentir le dos, mais seulement le plan latéral gauche. Il est dans quelques cas possible de suivre sur toute leur longueur dans la partie de l'utérus opposée à celle qu'occupe le dos, les membres inférieurs relevés ainsi que la saillie des talons.

Auscultation. — Le foyer est à gauche de l'ombilic plus ou moins élevé, suivant le degré d'engagement.

Positions droites. — *SIDA.* — *Palper.* — Le dos est à droite et en avant. Le sillón du cou est perceptible et l'on sent facilement le ballottement de la tête dans l'hypocondre gauche.

Auscultation. — Le maximum des bruits se trouve à droite de la ligne médiane plus ou moins haut par rapport à l'ombilic toujours pour la même raison.

SIDT. — *Palper.* — Le dos est à droite.

Auscultation. — Le maximum des bruits s'entend à droite de la ligne médiane.

SIDP. — *Palper.* — Le dos est peu accessible. On perçoit le plan latéral droit. Il est possible de sentir en avant et à gauche les membres inférieurs relevés.

Auscultation. — Le maximum des bruits est peu net par suite de la transmission des battements par le plan latéral droit.

Il s'entend à droite très en arrière.

B. — Diagnostic pendant le travail. — Ici le palper que l'on aura soin de pratiquer dans l'intervalle des contractions cède la place au point de vue de l'importance au toucher pour asseoir le diagnostic. A travers les membranes intactes (dans ce cas pour toucher on attend qu'elles ne soient plus tendues, autrement dit que la contraction utérine soit passée), ou rompues, on recherche le point de repère qui est le coccyx.

Se trouve-t-il dans la moitié droite de l'excavation pelvienne, c'est une position droite. Se trouve-t-il dans la moitié gauche de l'excavation, c'est une position gauche. Est-il au voisinage de l'éminence iléo-pectinée, c'est une antérieure, à l'extrémité du diamètre transverse, c'est une transverse, en regard de la symphyse sacro-iliaque, c'est une postérieure.

Enfin si l'on rencontre le coccyx directement en avant ou en arrière, on conclut à une sacro-pubienne, ou à une sacro-sacrée, qui sont uniquement des variétés transitoires dues au travail.

Diagnostic différentiel.

Nous devons établir le diagnotic : 1° pendant la grossesse : 2° pendant le travail.

1°. *Pendant la grossesse.* — C'est principalement avec les présentations du sommet que l'on peut confondre le siège mode des fesses, surtout quand il est engagé. La différenciation porte au palper sur l'irrégularité, la dépressibilité du siège, sur le manque de saillie du front, l'absence du sillon de la nuque en bas, sur sa présence vers le fond de l'utérus où l'on perçoit le ballottement céphalique, sur la douleur spontanée ou provoquée, qui existe au niveau de la tête quand elle occupe la partie supérieure de la matrice, sur la perception des membres inférieurs qu'on peut suivre sur toute leur étendue depuis la région sus-pubienne jusque vers le fond de l'utérus, où la main dans quelques cas est susceptible de sentir la saillie des talons au voisinage de la tête.

Au toucher c'est sur la mollesse, la dépressibilité de certains points et sur l'inégalité de la masse que l'on a sous le doigt qu'il faut se baser pour se décider en faveur du siège.

2° *Pendant le travail.* — C'est encore avec le sommet qu'il faut faire un diagnostic différentiel. Mais alors outre les éléments de diagnostic précédemment énumérés et en majeure partie du ressort du palper, il existe des sensations plus nettes fournies par le toucher ; elles consistent dans la perception du sillon interfessier, de l'anus, du coccyx, des trochanters, des ischions pour le siège ; des sutures et fontanelles pour la tête.

A une période déjà avancée de l'accouchement, quand le travail dure depuis longtemps, que la rupture de la poche des eaux remonte à plusieurs heures, que par suite les parties qui se présentent ont subi un gonflement considérable, on risqe de confondre le siège mode des fesses avec la face.

On prendra par exemple les joues tuméfiées pour les fesses, la bouche pour l'anus, les os malaires pour les tubérosités ischiatiques. Cependant, si l'on y regarde de près, on trouve des caractères différentiels. En effet, dans le pseudo-sillon interfessier formé par les joues boursouflées, on rencontrera une saillie cartilagineuse de première importance, le nez avec ses deux ouvertures ; dans le faux anus on percevra un organe animé de mouvements et capable d'être contourné, la langue ; on reconnaîtra les particularités des arcades alvéolaires et l'on sentira des mouvements de succion.

Si, après avoir retiré l'index d'une cavité fœtale, où rien de particulier n'a frappé, et si, se trouvant par suite embarrassé pour se prononcer en faveur de la bouche ou de l'anus, on voit cet index recouvert d'un enduit verdâtre qui rappelle le méconium, on conclura naturellement qu'il était dans le rectum et que l'on se trouve en présence du siège. Le doigt ne présente-t-il pas au sortir de la cavité fœtale cette teinte verte caractéristique, il ne faudra pas se hâter de conclure : « C'est une face ». En effet, les membranes flasques, que l'on peut croire rompues, alors qu'elles existent réellement, sont susceptibles de coiffer le doigt et de l'empêcher de se salir quand il se trouve dans l'anus en plein milieu méconial.

On distinguera le siège mode des fesses du siège complet au palper, par l'absence des petites parties dans la région inférieure de l'utérus, par la présence des membres inférieurs relevés en attelles, qu'on pourra suivre sur toute leur longueur, par la saillie des talons au voisinage de la tête, au toucher par le manque de perception des pieds au voisinage du siège.

Diagnostic après la naissance.

Après la naissance, d'après M. Lefour. il serait facile de reconnaître si le siège était primitivement décompléte, ou s'il s'est décomplété secondairement sous l'influence du travail. Laissons-lui la parole : « Si, dit-il, après l'accouchement, on place le fœtus sur un lit ou sur une table, peu importe, dans le décubitus dorsal, on le voit se pelotonner sur lui-même et reprendre par la flexion de ses diverses parties l'attitude qu'il avait dans la cavité utérine et qu'on désigne sous le nom d'attitude naturelle. Si le siège est complet, ou bien s'il est décomplété secondairement sous l'influence du travail, le fœtus reprendra aussitôt après la naissance l'attitude qu'il avait dans la cavité utérine, c'est-à-dire l'attitude naturelle. C'est ce qu'on observe dans la majorité des cas où l'accouchement se fait par les fesses. Lorsque le siège est primitivement décompléte, de façon que les cuisses soient fléchies sur l'abdomen, les jambes étendues sur les cuisses et relevées au devant de la poitrine, il gardera après la naissance son attitude première, celle qu'il avait dans la cavité utérine. Les jambes resteront fortement étendues sur les cuisses et les deux extrémités inférieures ainsi constituées se relèveront sur le plan antérieur du fœtus, non pas parallèlement, mais de telle façon que les pieds se trouvent au niveau des épaules, ou même en dehors de ces parties. C'est en vain qu'on essaye, aussitôt après la naissance, d'étendre les cuisses sur le bassin et de fléchir les jambes sur les cuisses; les parties reviennent comme mues par un ressort à la situation première, au grand désespoir des parents qui croient à une infirmité. Donc, dans tous les cas de présentations du siège décompléte mode des fesses primitives, le fœtus, après la naissance, conserve pendant quelque temps son attitude caractéristique, qui n'est pas l'attitude dite naturelle.

Dans les cas de présentation du siège decompélté mode des fesses, secondaire, c'est-à-dire produite seulement pendant le travail, le fœtus après sa naissance a une attitude naturelle. »

Cette remarque de M. Lefour a été confirmée par d'autres observateurs, Ollivier, Champreys. Budin : mais si elle est juste dans un grand nombre de cas, elle ne saurait être généralisée. M. Ollivier rapporte en effet l'observation d'une femme suivie à la Maternité pendant les quinze derniers jours de sa grossesse et chez laquelle le siège décomplèté mode des fesses étant profondément engagé dans l'excavation. Quand on examine l'enfant après la naissance, les jambes étaient non pas relevées sur l'abdomen, mais fléchies sur les cuisses. En voyant l'attitude de l'enfant, M. Lefour aurait conclu à un siège secondairement décomplété, bien que ce fut un mode des fesses primitif.

La règle exposée par lui n'est pas rigoureusement exacte et on peut conclure avec Ollivier que : « lorsqu'on verra aussitôt après la naissance les jambes relevées en attelles, on pourra dire que le siège était primitivement décomplété : mais en présence d'un enfant dont les jambes seront fléchies sur les cuisses, on ne pourra dire que le siège n'était pas primitivement décomplèté. »

Pour expliquer ces différentes attitudes, M. Budin fait entrer en jeu la quantité plus ou moins grande de liquide amniotique. Si en effet il y a peu de liquide interposé entre le fœtus et la paroi utérine, les jambes étendues seront exactement maintenues dans cette situation par l'utérus pour ainsi dire moulé sur l'enfant. Si au contraire le liquide amniotique est abondant, les jambes du fœtus exécuteront librement des mouvements de flexion et d'extension sur les cuisses, et lorsque l'enfant sera expulsé, il fléchira les jambes et ne prendra pas l'attitude si bien décrite par M. Lefour.

CHAPITRE TROISIÈME

Mécanisme

L'accouchement par le siège décomplété mode des fesses se subdivise en quelque sorte en trois accouchements successifs :

1° L'accouchement du siège proprement dit ;

2° L'accouchement des épaules ;

3° L'accouchement de la tête.

Accouchement du siège proprement dit.

1er temps. Amoindrissement. — Quand les fesses se présentent, il n'existe pour ainsi dire pas de tassement, pas de pelotonnement ; il y a, à ce point de vue, une différence remarquable avec le siège complet. Dans le siège mode des fesses, le grand diamètre est le bi-trochantérien, qui l'emporte de beaucoup sur le sacro-pubien (l'un a 9 centimètres, l'autre 6) ; aussi est-ce lui qui commande le mécanisme. Ce diamètre se met en rapport, se superpose à un diamètre oblique du bassin, laissant l'autre diamètre oblique occupé par le diamètre sacro-pubien. Donc, premier temps : amoindrissement peu marqué, superposition du diamètre bi-trochantérien à un diamètre oblique.

2e temps. Engagement ou descente. — Cette descente consiste dans une simple progression, qui amène le siège au détroit inférieur.

3e temps. Rotation. — Elle est réglée par ce fait que le détroit inférieur a son grand axe antéro-postérieur et qu'en vertu de la loi de l'accommodation les grands diamètres fœtaux se superposent aux grands diamètres du canal pelvien ; le bi-trochantérien ou grand diamètre fœtal se placera donc antéro-postérieurement et, pour ce faire, une des hanches naguère à l'extrémité d'un diamètre oblique viendra se mettre sous la symphyse pubienne ; cette hanche sera toujours celle qui est la plus rapprochée de la symphyse ; l'autre, virant en arrière, se placera en regard du coccyx, au-dessus duquel elle s'attardera quelque temps. Le dos, ou mieux le sacrum du fœtus, la rotation effectuée, se trouvera être en rapport avec une des extrémités du diamètre transverse.

Souvent ce mouvement de rotation se fait anormalement, le sacrum est porté directement en avant ou en arrière et on se trouve en présence des variétés de présentations sacro-pubiennes ou sacro-sacrées très défavorables.

4e temps. Dégagement. — La hanche antérieure s'engage dans l'arcade pubienne, sous la symphyse ; quand la saillie de cette hanche (la crête iliaque du fœtus) a franchi l'arc sous-symphysien, il se produit un mouvement d'inflexion du tronc, qui se courbe sous l'arcade, et on voit la fesse postérieure poussée par la contraction utérine, augmentée de la rétropulsion du coccyx franchir le détroit. (Farabeuf et Varnier.)

Il lui reste alors à parcourir le périnée, qui subit une élongation considérable. Pendant cette dilatation du périnée, la fesse antérieure a déjà entr'ouvert la vulve à la commissure postérieure, de laquelle à un moment donné se montre l'anus. Il n'est pas rare de voir sortir, par un phénomène exclusivement mécanique de compression, le méconium de l'orifice anal.

Enfin, sous l'influence des contractions et des poussées, la fesse postérieure arrive à la fourchette. A cet instant, le périnée, distendu au maximum, se reporte en arrière et, par suite de son mouvement de retrait, la fesse postérieure se trouve découverte sur une plus grande étendue que l'antérieure.

Il s'écoule toujours un temps assez long avant que ce mouvement de retrait se produise dans la paésentation du siège décomplété mode des fesses. Cela tient à la présence des membres inféieurs relevés, qui gênent l'incurvation du tronc et font que l'inflexion nécessaire se produit difficilement. Une fois le détroit vulvaire franchi, le siège est poussé en l'air vers l'accoucheur, dans l'axe de la filière des parties molles ; par conséquent, le tronc fœtal passe incurvé sous la symphyse pubienne.

Pendant ce mouvement, les membres pelviens se dégagent et deviennent libres. Les membres thoraciques restent accolés au thorax pour sortir avec lui.

Accouchement des épaules.

Tassement et engagement. — Pendant que le siège et l'abdomen se dégagent, les épaules se tassent d'abord, puis leur diamètre bi-sacromial s'engage dans le même diamètre oblique pelvien, que celui qui vient de livrer passage au diamètre bitrochantérien. Pendant cette descente des épaules au détroit inférieur dans un diamètre oblique, le dos de l'enfant se trouve dirigé ou bien en avant et en dehors, ou bien plus rarement, en arrière et en dehors par rapport à la mère, et le diamètre bi-trochantérien fœtal, qui naguère à la vulve occupait le diamètre antéro-postérieur, est ramené dans le diamètre oblique, qu'il avait utilisé pour s'engager. Il se produit donc à ce moment d'engagement des épaules un nouveau mouvement de rotation, qui fait que l'épine dorsale ne se trouve ni directement en avant sous la symphyse, ni directement en arrière en avant du sacrum, ni à l'extrémité du diamètre transverse de l'excavation; mais occupe une situation intermédiaire. D'après Ribemont, ce mouvement de rotation externe du tronc n'est pas constant ; il dépend du volume des épaules et de la difficulté plus ou moins grande qu'elles éprouvent à s'engager.

Rotation. — Au détroit inférieur, le diamètre bisacromial va s'accommoder avec le plus grand diamètre, qui est antéro-postérieur. Pour ce faire, les épaules se placent l'une en avant derrière et même sous la symphyse, tandis que l'autre s'attarde un instant au-dessus du coccyx.

Dégagement. — Le dégagement se fait ainsi : l'épaule antérieure ayant franchi l'arc sous-symphysien, en rapport avec qui se trouve par conséquent la région sus-claviculaire, l'épaule postérieure rétropulse le coccyx et franchit le détroit inférieur. Elle balaye ensuite tout le périnée et quand le moignon de cette épaule se trouve à la commissure postérieure, le périnée se retire et vient s'appliquer sur la région cervicale latérale, du même côté que l'épaule postérieure.

Accouchement de la tête dernière.

Pendant que les épaules ont accompli leurs deux derniers temps, la tête :

1° S'amoindrit par flexion :

2° S'engage dans le diamètre oblique perpendiculaire à celui qu'ont pris les épaules après les hanches.

3° Arrivée au détroit inférieur, elle doit mettre ses grands diamètres antéro-postérieurs en rapport avec le diamètre pubo-coccygien : elle est donc forcée de tourner. L'occiput ou mieux la nuque vient en avant sous la symphyse, le menton tourne en arrière vers le coccyx. Ce mouvement de rotation se transmet aux épaules, qui se placent transversalement l'une à droite et l'autre à gauche ; le dos est donc en avant.

L'étendue de la rotation varie. Elle est faible dans les sacro-iliaques antérieures, alors que la nuque descendue correspond, comme au début le sacrum, à une éminence ilio-pectinée ; considérable quoique se faisant toujours par le plus court chemin, lorsque la nuque descendue correspond, comme au début le sacrum, à l'une des symphyses sacro-iliaques.

4° Quand le mouvement de rotation est terminé, la tête effectue son dégagement. La nuque se trouvant sous la symphyse pubienne, franchissent successivement le coccyx : le menton, la bouche, le nez et surtout le front dont le passage nécessite un refoulement maximum de cet organe.

Le coccyx vaincu, la région mento-frontale distend le périnée (comme elle avait repoussé le coccyx), force la fourchette et montre successivement ses diverses parties en commençant par le menton et en finissant par le front, dont le dégagement est plus pénible que celui des autres parties. Le front passé, rien ne retenant plus l'anneau vulvaire, il se resserre, expulsant toute l'arrière tête.

CHAPITRE QUATRIÈME

Pronostic

Le professeur Pajot, au cours d'une discussion en 1886, disait : « Une notion que les hommes, que les faits ne pourront jamais démentir, c'est la suivante : Quand l'enfant se présente par le siège, la femme ne court aucun danger. »

Les faits, hélas ! répond M. Ollivier, se sont chargés de démentir cette affirmation. Il cite, outre un cas de mort qui lui est arrivé dans sa clientèle, la statistique d'Hégar, rapportée par M. Pinard, où la mortalité atteint le chiffre de 1/100.

Mais si la mortalité ne diffère pas sensiblement de celle des présentations du sommet, la morbidité est beaucoup plus grande. Les raisons sont multiples.

1° La rupture des membranes se fait souvent prématurément, le travail traîne en longueur en raison de l'incurvation difficile du tronc. Par suite, l'infection s'installe d'autant plus volontiers qu'outre ces deux causes réunies il en existe une troisième : le siège obture moins bien l'excavation que ne le fait le sommet ; le passage des microbes s'effectue donc plus facilement de l'extérieur dans la cavité amniotique.

Il faut aussi faire entrer en ligne de compte les examens, l'intervention souvent nécessaire à la fin du travail, le siège se dégageant rarement seul.

Le resserrement de l'anneau de contraction sur la tête fœtale et les manœuvres faites pour sauver l'enfant ont quelquefois amené la rupture de l'utérus (col et segment inférieur), dont la gravité dépend de l'hémorrhagie et de l'infection. Disons de suite que ce resserrement se produit surtout quand on tire prématurément sur le fœtus, alors que le col n'est pas absolument dilaté, ou principalement quand on administre du seigle ergoté à la fin du travail, à la façon de Dubois et de Depaul.

L'introduction de la main pour aller à la recherche des bras ou de la tête, surtout quand l'enfant est à terme et que la femme est une primipare au canal génital étroit, occasionne souvent des déchirures du périnée et du vagin. Ces déchirures peuvent d'ailleurs être encore produites par le passage de la tête dernière, la dilatation du périnée devant se faire assez brusquement et la voie n'ayant pas été préparée par le tronc dont le volume est moindre que celui de la tête.

Pour le fœtus, la mortalité dépasse de beaucoup celle des présentations du sommet.

Mantel, qui se base sur 110 accouchements

mode des fesses, arrive au chiffre de 5,5 0/0 de mortalité fœtale chez les primipares, et de 10,71 0/0 chez les multipares.

Bloc, qui établit sa statistique d'après 170 cas, trouve 8 0/0 de mortalité fœtale chez les primipares et 7,14 0/0 chez les multipares.

Pourquoi cette grande mortalité? C'est que les dangers sont multiples. D'abord, le travail traîne en longueur, puis le cordon procide assez souvent, procidence due vraisemblablement au rapprochement de l'ombilic de l'orifice utérin et à l'irrégularité du siège. Ce cordon peut être comprimé d'abord entre les parois du bassin et le thorax du fœtus, compression pouvant devenir dangereuse si les épaules sont longues à se dégager, puis et surtout entre la tête du fœtus et les parois de l'excavation.

Il y a aussi danger de compression sans procidence, car pendant l'expulsion de la partie supérieure du tronc et de la tête, le cordon se trouve entre le fœtus et le bassin.

Un autre danger réside dans les mouvements inspiratoires prématurés que fait le fœtus dont le cordon est momentanément comprimé, mouvements inspiratoires dont la conséquence est l'aspiration dans la trachée des liquides qui se trouvent en contact avec la bouche et le nez (liquide amniotique, glaires, sang). De là, asphyxie ou bronchopneumonie septique.

Un danger bien mis en relief par le regretté

professeur Tarnier est le décollement prématuré du placenta et l'asphyxie. Ce décollement se produit surtout quand la tête a franchi l'orifice utérin et que l'utérus, alors vide, revient sur lui-même. La rétractation de l'orifice utérin autour du cou ou d'une circonférence de la tête fœtale peut être cause, si elle se prolonge, de la mort du fœtus par compression du cordon et mouvements inspiratoires prématurés.

Enfin, quelquefois en tirant un peu fort sur le cou de l'enfant pour faire franchir à la tête un rétrécissement du bassin, on rompt la colonne vertébrale et on allonge la moelle. C'est d'ailleurs également dans les cas d'angustie pelvienne, où le passage de la tête dernière nécessite des tractions énergiques, que Schroeder a noté des fissures du crâne, des fractures de l'occipital avec déchirure du sinus tranverse, des épanchements cérébraux.

Mais, dira-t-on, ces derniers accidents peuvent aussi se rencontrer avec le sommet ; c'est vrai, mais alors ils sont plus rares, l'accommodation naturelle et lente de la présentation du sommet ne se prêtant pas à leur production comme l'accommodation artificielle et rapide à laquelle est soumise la tête dans la présentation du siège.

De même que la mortalité, la morbidité fœtale est aussi plus grande. En effet, au cours de l'extraction souvent nécessaire, peuvent être produites du côté des membres et de la clavicule des contusions et des fractures. Si les tractions sont trop énergiques dans un bassin rétréci par exemple, on constate des épanchements sanguins (sous-cutanés ou profonds dans la région cervicale), des déchirures musculaires, des hémorrhagies intra-crâniennes, des ruptures de la colonne vertébrale, des paralysies du plexus brachial, des fractures et enfoncements du crâne, des ruptures du maxillaire inférieur au niveau de la symphyse.

Le fœtus présente en outre quelquefois des érosions cutanées qui, par infection, deviennent le point de départ d'abcès, des érosions buccales qui peuvent gêner la succion, du gonflement du scrotum et des testicules.

CHAPITRE CINQUIÈME

Traitement

Pendant la grossesse. — Il faut distinguer deux cas :

1° Le siège n'est pas engagé.

2° Le siège est engagé.

Le siège n'est pas engagé. — Que doit-on faire lorsque l'on trouve pendant la grossesse un siège mode des fesses non engagé?

Ambroise Paré, Smellie, Beaudelocque, Mme Lachapelle, Boer, Scanzoni, Hubert de Louvain, Stoltz, Hergott père, Martin, Depaul, Jacquemin, Pajot, Charpentier, Gueniot, Gaulard, Grynfeld, conseillent de s'abstenir de toute intervention. Ils voient dans cette présentation une présentation normale et recommandent de ne contrarier en rien la nature.

M. Stoltz écrivait à ce sujet en 1843 : « L'école de Boer a mieux compris les droits de la nature et la nécessité de ne s'immiscer dans son œuvre qu'en cas d'urgence. Weidemann, Weniel ont beaucoup contribué à faire considérer en Allemagne l'accouchement par les pieds, par les genoux et les fesses comme pouvant se terminer sans aucun secours étranger, par conséquent comme naturel. »

M. Hergott père, qui en traduisant la mémoire de Wigand sur la version céphalique a contribué beaucoup à faire entrer cette opération dans la pratique obstétricale, l'exclut systématiquement quand il s'agit du siège.

« Jamais, s'écrie Martin à la société obstétricale de Berlin, aucun médecin allemand n'oserait pratiquer la version céphalique dans le cas de présentation du pelvis.

« Faire la version par manœuvres externes dans les présentations du siège, écrit Pajot, n'est pas pour moi de la saine clinique. »

C'est une opération à rejeter dans les présentations pelviennes et applicable seulement aux présentations du tronc, dit M. Charpentier.

Enfin dans la thèse de doctorat de M. Delannoy, on trouve ce passage : M. le professeur Gaulard s'est toujours abstenu de toute intervention prophylactique dans les présentations du siège, la considérant en effet comme une présentation naturelle et normale, à laquelle il est par suite inutile, sinon dangereux, de substituer une autre présentation. M. le professeur Gaulard, sans s'arrêter à des questions de primiparité ou de multiparité, repousse systématiquement la version céphalique et à moins d'indications spéciales, laisse de parti pris l'accouchement se terminer spontanément.

En face de cette école, qu'on pourrait appeler l'école des abstentionnistes se dresse celle des interventionnistes avec Mattei comme chef. C'est lui, en effet, qui le premier a pratiqué et préconisé la version céphalique dans les présentations du siège ; ce n'est même que dans ce cas, qu'il appelle l'opération version céphalique ; dans les présentations de l'épaule, il ne fait pas la version, mais opère la réduction

Les premiers disciples de Mattei furent Hégar et Schrœder.

Voici ce que dit à ce sujet Hégar : Si l'on songe que les présentations du siège sont plus défavorables pour la mère et pour l'enfant, je ne vois pas pourquoi on ne laisserait pas un semblable procédé s'établir, surtout s'il est prouvé qu'il est sans inconvénient pour la mère. La version céphalique dans les présentations du siège est parfaitement justifiée, quand il n'y a pas de contre-indication, comme dans le cas de rétrécissement du bassin ou de mort de l'enfant. »

Schrœder écrit à son tour dans son traité d'accouchements : « Mattei et Hégar ont proposé dans les derniers temps de la grossesse ou au début de l'accouchement de transformer la présentation du siège en présentation du sommet. Comme d'une façon générale, ces dernières entraînent pour l'enfant un pronostic plus favorable que les premières, on ne peut, étant supposé que la transformation se fasse sans difficulté, opposer à leur manière de voir aucune objection valable. »

Mais le véritable vulgarisateur de l'idée de Mattei est, il faut bien le reconnaître, le professeur Pinard, qui voit dans la présentation du siège une indication formelle, expresse de pratiquer la version. On peut d'ailleurs s'en rendre compte par ce quit suit : « En raison du pronostic, tel qu'on n'en rencontre de semblable, que dans les plus terribles maladies, je pense que tous les efforts faits pour substituer une présentation du siège sont légitimes. »

Pour partager la manière de voir du professeur Pinard, se trouvent encore d'autres accoucheurs français : Tarnier, Chantreuil, Budin, Ribemont-Dessaignes, Maygrier, Bar, Doleris, Ollivier, Varnier, Bonnaire, Loviot, Demelin, etc.

L'opinion de la jeune école parisienne a prévalu à Nancy. Notre Maître, le professeur Hergott, a, en effet, reconnu un avantage réel à la transformation du siège en sommet et, de tout temps, nous l'avons vu effectuer cette transformation, malgré sa statistique qui, en 1893, était la plus belle de celles publiées sur ces présentations, à savoir :

Mortalité maternelle	0 0/0
Mortalité fœtale.	0
	50

Il reste maintenant à éclaircir plusieurs points que voici :

Existe-t-il des inconvénients à pratiquer la version par manœuvres externes? Est-il vrai que cette opération soit inutile dans certains cas? Est-elle toujours praticable et n'a-t-elle pas eu des contre-indications ?

1° Répondons d'abord aux deux premières questions. Le professeur Pajot prétend que les manœuvres pratiquées pour faire évoluer le fœtus sont dangereuses, parce qu'on peut substituer une présentation de l'épaule à une présentation du siège. Le professeur Tarnier a fait justice de cette opinion. « Jamais je n'ai vu, dit le célèbre accoucheur, une présentation de l'épaule se substituer à une présentation du siège. Il m'est arrivé quelquefois de voir la tête s'arrêter dans la fosse iliaque, mais dans ces cas il m'a toujours suffi de quelques pressions douces pour la ramener dans l'aire du détroit supérieur. » C'est dans les cas de version céphalique pratiquée pendant le travail, écrit M. Pinard, qu'on a relaté des procidences du cordon et des membres, des présentations de l'épaule et de la face. En opérant dans le cours de la grossesse, cette fâcheuse éventualité ne se produit pas.

La version par manœuvres externes est encore dangereuse, ajoute Pajot, parce que l'on peut déchirer l'utérus, décoller le placenta, rompre les membranes, provoquer l'accouchement prématuré.

Voyons un peu ce que les objections ont de fondé :

1° *On peut rompre l'utérus.* — C'est vrai, mais

il se rompt quelquefois spontanément, dit M. Ollivier. Et il rappelle à ce sujet que le professeur Tarnier, dans son cours, racontait qu'une fois un utérus s'était rompu devant lui, alors qu'il interrogeait une femme, et que le maître avait ajouté : « Si, par hasard, je l'avais palpée à ce moment, on n'aurait pas manqué d'attribuer cette rupture à mes manœuvres. » On n'a d'ailleurs jamais publié de cas de rupture utérine au cours de la version par manœuvres externes, de l'aveu même de M. Pajot; puis, continue M. Ollivier, ce ne serait pas, en admettant que le fait se soit produit, une raison pour faire rejeter une manœuvre capable de sauver plusieurs centaines d'existences tous les ans. D'ailleurs, d'habiles accoucheurs en pratiquant la version par manœuvres internes ont produit des déchirures utérines, et cependant on continue journellement à la pratiquer.

2° *On risque de décoller le placenta.* — Les cas de ce genre sont bien rares et on trouve toujours alors relatée la brièveté du cordon, qui constitue, comme nous le verrons plus loin, une contre-indication à la version. Il est fort probable que cet accident ne se serait pas produit si l'on n'avait pas usé de violence, ou tout au moins si l'on n'avait pas insisté outre mesure pour vouloir triompher de la résistance que le fœtus mettait à évoluer.

3° *On détermine la rupture des membranes.* — Il est reconnu que cette rupture se produit souvent spontanément et on ne peut pas la mettre sur le compte de manœuvres pratiquées avec grande douceur, dans des séances courtes et séparées, sans qu'il n'y ait une prédisposition toute spéciale de la chose.

4° *On provoque l'accouchement prématuré.* — Cette objection est juste. Certains utérus sensibles entrent, en effet, facilement en contraction, mais ils constituent le petit nombre. On peut d'ailleurs remédier en grande partie à ce dernier inconvénient, ainsi qu'au précédent, qui, nous le répétons, se présentent tous deux rarement, en choisissant pour pratiquer la version par manœuvres internes la fin du huitième mois, époque où l'enfant a de très grandes chances de vivre et où l'accouchement, s'il s'effectuait, ne lui porterait aucun préjudice. Puis, à huit mois, le fœtus, n'étant pas encore complètement développé, jouit dans la plupart des cas, d'après Ollivier, d'une mobilité suffisante suivant tous ses axes, ce qui est un avantage.

D'après ce qui précède, nous pouvons déjà conclure que les prétendus dangers attribués à la version par manœuvres externes sont de peu d'importance et ne doivent pas nous arrêter. Voyons maintenant s'il est juste d'affirmer qu'elle est inutile. Elle est inutile, a-t-on dit, puisque spontanément, à la fin de la grossesse, l'évolution se fait et que tel fœtus que l'on trouve au huitième mois la tête en haut se présente à la fin de la grossesse la tête en bas. C'est vrai, mais ces cas sont loin d'être la règle ; ils ne constituent que l'exception, et on ne peut guère compter sur cette évolution spontanée. La version, a-t-on ajouté, est aussi inutile parce que la présentation du siège une fois transformée en sommet se reproduit. D'accord, mais on peut empêcher la récidive en mettant, comme le conseille le professeur Pinard, une ceinture eutocique.

Enfin elle est inutile, déclarent les partisans de l'abstention, chez les multipares. Il suffit pour réduire à néant cette objection de passer en revue la plupart des statistiques et l'on verra que la mortalité fœtale chez elles est presqu'aussi élevée (elle est même plus grande chez certaines multipares), que chez les primipares.

Passons maintenant à la seconde question ? Peut-on toujours pratiquer la version ? Non. Cette opération très souvent si facile est en effet parfois impossible, quand il existe une paroi abdominale épaisse, surtout quand le liquide amniotique est en petite quantité. Quelquefois on a échoué, parce que les pressions exercées déterminent des contractions spasmodiques des muscles de la paroi abdominale, une tension anormale de l'utérus, parce qu'il existe une hyperesthésie cutanée, une névralgie lombo-abdominale, une douleur ovarienne. Peut-être dans ces derniers cas, pourrait-on donner au préalable une injection de morphine ou un peu de chloroforme et la version serait-elle possible.

4° Parmi les contre-indications de la version, et il en existe, nous citerons : la grossesse gémellaire bien qu'on l'ait pratiquée dans ce cas (Loviot cité par Maygrier article version du dictionnaire des sciences médicales), l'hydramnios, la mort du fœtus, la brièveté du cordon si elle est reconnue en raison des accidents de rupture du cordon ou de décollement du placenta, la procidence du cordon. Quant au rétrécissement du bassin, loin d'être une contre-indication à la version, il est au contraire une indication de premier ordre.

Nous basant sur les discussions antérieures, nous tirons la conclusion suivante :

Si l'on rencontre un siège mode des fesses non engagé à la fin du 8me mois, chez les multipares comme chez les primipares, il faut toujours tenter la version par manœuvres externes, sauf quand l'on se trouve en présence d'une ou de plusieurs des contre-indications sus-énumérées ; la tentative devra être douce et lente et il sera toujours sage de ne pas insister, de savoir s'arrêter. Les séances seront courtes et espacées. Dans certains cas, chez des femmes à utérus irritable et à paroi abdominale sensible, on pourra préalablement faire une injection de morphine ou donner un peu de chloroforme. De cette façon on ne produira ni présentation vicieuse, ni déchirure utérine, ni décollement du placenta Pour éviter la récidive, on fixera la tête en bas au moyen d'une ceinture eutocique. Si la rupture des membranes, ou l'accouchement prématuré se produisent, ce qui arrivera exceptionnellement, l'enfant naîtra viable.

Au début du travail la version nous parait contre-indiquée, parce qu'à ce moment on risque, ainsi que le montre M. Pinard. de produire une présentation de l'épaule.

Le siège est engagé. — Ici plus encore que lorsque le siège est mobile, les abstentionnistes rejettent toute intervention. Leurs adversaires ou mieux presque tous leurs adversaires, quelques-uns ayant fait défection, disent par contre, que lorsque les fesses sont engagées, il faut avant tout les repousser de l'excavation et les élever au-dessus du plan du détroit supérieur.

Pour ce faire, on peut d'abord, la femme étant couchée sur le dos, commencer par appliquer un ou deux doigts sur le segment inférieur de l'utérus, qui recouvre l'extrémité pelvienne, chercher à le repousser en haut et à reporter la partie fœtale vers une des fosses iliaques, de façon à la rendre mobile et accessible par la paroi abdominale. Ce résultat produit, on essaiera ensuite de faire évoluer le fœtus.

Si la répulsion par le vagin échoue, la femme étant dans le décubitus dorsal, on se servira de la position génu-pectorale conseillée par Ollivier. Gardée pendant un certain temps, elle aura l'avantage de permettre à la pesanteur d'agir, mais on aidera toujours cette action avec un ou deux doigts introduits dans le vagin. L'évolution, le siège une fois repoussé, se fera dans le décubitus dorsal.

M. Maygrier le premier a eu l'idée d'introduire dans le vagin, pour repousser le siège, la main tout entière et comme cette manœuvre est douloureuse, il a proposé l'usage du chloroforme jusqu'à la résolution complète, qui en même temps, a l'avantage de supprimer toute résistance musculaire.

Cette manœuvre a été nommée par M. Loviot, qui l'a souvent employée dans le service de M. Maygrier, version par manœuvres vagino-abdominales. Cette version de l'aveu même de ses plus chauds partisans ne réussit pas toujours. Pinard, Budin, Maygrier, Bitot, Lefour, Porack, Tarnier, Demelin, Ribemont, ont échoué, et d'après Bonnaire la réussite constitue même l'exception. Certaines conditions, telles qu'un engagement trop profond, une tonicité exagérée de la paroi utérine, une trop faible quantité de liquide amniotique, une brièveté du cordon s'opposent en effet ordinairement l'une ou l'autre, quelquefois plusieurs ensemble au déplacement fœtal malgré l'usage de l'anesthésie ; « et si l'opération, dit Porack, avec toute la solennité que lui donne l'emploi du chloroforme n'est pas couronnée de succès, le médecin encourt la responsabilité de l'échec. » Puis toutes les femmes ne s'y soumettent pas volontiers surtout dans la clientèle particulière.

Aussi nous rangeant à l'avis de notre maître, M. le professeur Hergott et de son collaborateur M. le professeur agrégé Schuhl, sommes-nous partisan de ne rien tenter quand le siège est engagé et de laisser les choses en état.

Pendant le travail. — Le travail survient avec une présentation du siège mode des fesses, que l'on n'a pas pu ou que l'on n'a pas essayé de transformer en sommet. Que faut-il faire?

Ici encore, les opinions sont divergentes. Beaucoup d'accoucheurs, à l'exemple de Barnes et de Potocki, conseillent, même quand il n'existe rien d'anormal, que le travail a une marche absolument régulière, d'attendre la dilatation complète, puis à ce moment de rompre la poche des eaux et d'aller à la recherche du pied antérieur. Ce pied est abaissé dans le vagin, ou il est abandonné pour servir à terminer rapidement l'accouchement, si une indication quelconque se présente. Cette méthode, dite de l'abaissement prophylactique du pied, qui a été préconisée d'une façon générale par Barnes, Mantel, Potocki, Ollivier, etc., chaque fois que la dilatation est complète, et qui est basée sur la crainte hypothétique qu'à un moment donné le fœtus ou la mère vont souffrir, pèche au moins par exagération. Bloch, en effet, dans sa thèse, nous montre le chiffre de 168 terminaisons spontanées et heureuses sur 175 accouchements par le siège mode des fesses ; ce qui est une belle proportion de nature à nous encourager à ne rien faire, quand il n'existe pas d'indications spéciales. Puis, la manœuvre de Pinard-Mantel est loin d'être toujours praticable; elle échoue même infailliblement si l'utérus se rétracte trop facilement et énergiquement. D'un autre côté, l'abaissement prophylactique du pied expose aux procidences du cordon et met le médecin dans l'obligation de terminer brusquement l'accouchement et de faire ainsi passer le fœtus à ses risques et périls, surtout si la femme est primipare, par un chemin mal préparé. Enfin, dernier inconvénient du procédé, on peut déterminer des réflexes cutanés (1) respiratoires, qui se traduisent par des inspirations prématurées préjudiciables au fœtus.

Donc, en résumé, quand le travail marche régulièrement, l'abaissement prophylactique du pied nous paraît devoir être déconseillé ; il y a au contraire avantage à laisser aller les choses naturellement. Pendant toute la période d'expulsion, on se contentera d'ausculter fréquemment, puis quand se produira le dégagement, il faudra encore être très sobre d'intervention et laisser à la contraction utérine et à l'effort le soin d'accomplir le plus possible de leur tâche. « Dans la très grande majorité des cas, dit M. Charpentier, l'intervention est plus nuisible qu'utile, et c'est surtout dans les présentations de l'extrémité pelvienne que l'accoucheur doit savoir ne rien faire. »

(1) Thèse de Magné.

« Nous sommes disposés, dit Porack, à considérer les présentations du siège comme un noli me tangere. » « Le danger, d'après M. Stoltz, est bien plus souvent le résultat de l'intervention de l'art que de la présentation elle-même. »

Si donc rien ne l'exige, il faudra savoir ne rien faire ; le dégagement s'effectuera très probablement d'une façon spontanée et heureuse. Dès que le siège s'engage franchement dans l'anneau vulvaire, la femme sera mise en travers du lit. (Tout ce qui est nécessaire pour ranimer l'enfant aura été préalablement préparé.)

Aussitôt que l'ombilic se montrera à la vulve, on se contentera de faire avec le cordon une anse de 12 à 15 centimètres (à moins qu'il n'y ait une brièveté). La tige funiculaire sera tenue en main loin de l'ombilic fœtal pour permettre d'en apprécier les battements (nous disons loin de l'ombilic parce que les battements peuvent fort bien ne plus exister dans la partie moyenne du cordon, alors qu'on les perçoit encore au voisinage du nombril). S'ils sont bons et si les contractions utérines sont énergiques, il faudra se garder de contrarier la nature capable de terminer l'accouchement toute seule. Cependant, on sera généralement forcé de lui venir en aide à la fin par la manœuvre de Mauriceau.

Pour peu, en effet, que la vulve offre une certaine résistance (et cette résistance est même souvent considérable chez les primipares et quelques secondipares), la tête subit sur le périnée un moment d'arrêt résultant du peu d'action que la contraction utérine a sur elle à ce moment et de l'insuffisance de l'effort abdominal ; or, ce temps d'arrêt est nuisible à l'enfant, dont le cordon est presque fatalement comprimé entre la tête et la paroi du bassin, ou même entre la tête et l'orifice vulvaire fortement resserré sur elle, et dont la circulation peut encore être entravée par suite du décollement prématuré du placenta, fait qui est loin d'être rare dans les présentations du siège. Si, l'ombilic apparaissant à la vulve, la contraction utérine tarde à se montrer, pour peu que les battements du cordon (et cela arrive souvent) se ralentissent, deviennent irréguliers, il faut terminer l'accouchement. Mais voyons de quelle manière.

On commencera par dégager les membres inférieurs par flexion et abduction. puis suivant que l'on est assisté ou non d'un aide, on opère différemment. Dans le premier cas, il est tout indiqué de suivre la ligne de conduite tracée par M. le docteur Etienne. dans la *Revue Médicale de l'Est* de l'année 1893. Ce dernier en effet, a publié dans ce journal un procédé, qui a donné à M. le professeur Hergott la meilleure statistique qui ait paru sur les présentations de l'extrémité pelvienne.

On n'en produira même jamais de meilleure, puisque sur 50 cas, il n'est enregistré aucun décès.

Voici en quoi consiste le procédé : un aide, mais il faut qu'il soit intelligent et habitué (car c'est de lui que dépend presque tout le succès de la méthode), monte sur le lit d'un côté de la parturiente et comprime de toutes ses forces et continuellement le fond de l'utérus à travers la paroi abdominale. Son rôle est d'empêcher le relèvement des membres supérieurs et de maintenir la tête fléchie, pendant que l'accoucheur, de son côté, tire en bas en prenant point d'appui d'abord sur les jambes du fœtus, et puis sur son bassin. Toujours il faudra éviter d'appuyer sur les parties molles, pour ne pas léser le foie. Durant les tractions des mouvements de latéralité seront imprimés au fœtus à gauche et à droite, selon qu'un côté se dégage plus ou moins.

On procède ensuite au dégagement des bras, qui doivent être facilement accessibles, si l'aide a bien rempli son rôle.

Après avoir extrait les épaules, on va à la recherche de la bouche de l'enfant, dans laquelle on arrivera sans peine, si les pressions sur le fond de l'utérus ont été bien faites, puisque leur but était de maintenir la flexion de la tête. Celle-ci descendue dans l'excavation est amenée en OP, puis dégagée par la manœuvre de Mauriceau.

Mais, ainsi que nous venons de le voir, pour agir ainsi, il faut être deux et qui plus est deux s'entendant bien. Or il est assez rare que cette dernière condition soit remplie. L'aide, en effet, ne manque généralement pas, on peut même l'improviser en le prenant dans l'entourage de la parturiente, mais ce qui manque souvent, pour ne pas dire presque toujours, c'est l'aide intelligent et surtout habitué. Et comme lui seul est capable de rendre de réels services, mieux vaut s'en passer que d'avoir recours à une personne inexpérimentée.

Supposons donc l'accoucheur livré à lui-même et forcé par l'état des battements d'extraire la partie sus-ombilical du tronc. De même que dans le cas précédent, il sera obligé de tirer sur le siège : mais comme le temps presse et que ses tractions doivent s'exercer aussi bien dans l'intervalle que pendant les contractions utérines, il ne peut compter sur ces dernières pour lui maintenir le tassement des bras et la flexion de la tête et il lui faut s'attendre infailliblement à voir les bras se relever et la tête se défléchir puisque c'est pendant les tractions faites au moment du relâchement utérin que ces phénomènes se produisent.

Comment parer au relèvement des bras? Pour répondre à cette question, il importe de savoir que lorsque la base du thorax apparaît à la vulve, elle doit être accompagnée des coudes qu'il faut apercevoir. S'ils n'arrivent pas à la vulve, c'est qu'ils sont relevés et qu'il faudra les abaisser. Mais dans le relèvement des bras, il existe plusieurs degrés allant depuis leur simple écartement de la paroi thoracique, jusqu'à l'élévation totale de l'humérus et son accolement sur les parties latérales de la tête en passant par un degré intermédiaire, celui où la saillie du coude portée en avant se trouve être sur le même plan horizontal que l'acromion. Or ce sera ce dernier degré au maximum qu'atteindront les bras, s'ils sont relevés quand la vulve fera ceinture à la base du thorax ; ce sera souvent même un degré moindre. On est donc autorisé à tirer jusqu'à ce moment, mais pas au delà. Si l'on poursuit en effet ses tractions et que l'on attende pour dégager les membres supérieurs que les aisselles se montrent à l'orifice vulvaire, on produit presque certainement un enclavement des bras entre la tête et le détroit supérieur, enclavement rendant l'abaissement difficile. Donc le moment favorable pour abaisser les bras est celui où le thorax s'engage dans la vulve, puisque, si à ce moment le relèvement existe, il est généralement peu prononcé.

Le premier bras que l'on cherchera à dégager sera le bras postérieur, parce qu'en raison de la concavité du sacrum la main trouvera plus de place pour manœuvrer. On opérera avec la main de même nom que le bras postérieur ; l'autre main relèvera au préalable le corps du fœtus de manière à produire une place en arrière. C'est par cette place ainsi créée que la main réellement active s'insinue tout entière, pouce compris, dans l'espace courbe pré-sacré jusqu'au contact de l'omoplate fœtale ; de là elle sera conduite au-dessus et le long du bras jusqu'au pli du coude : on saisit ce pli avec le pouce d'une part, l'index et le médius d'autre part, faisant attelles ; on tire ensuite sur cette articulation èt on abaisse ainsi le coude en lui faisant moucher la face du fœtus pour se servir d'une expression de Pajot. Après qu'il a passé devant la poitrine on l'abandonne dans la partie tout inférieure du vagin, quelquefois à la vulve, pendant que la main et presque tout l'avant-bras sont amenés au dehors. On va ensuite à la recherche du bras antérieur. Pour cela on porte d'abord le tronc fœtal en bas vers le périnée maternel afin de dégager la commissure antérieure et par cette voie on introduit les doigts d'une main (Farabeuf et Varnier conseillent d'employer celle qui a déjà opéré en arrière, quoiqu'on ait quelquefois plus facile avec l'autre) derrière le pubis, jusque sur l'omoplate et le deltoïde ensuite ; arrivé là il sera bon d'exercer sur l'acromion une pression avec les doigts, de manière à abaisser le moignon de l'épaule ainsi que le recommandent Beaudelocque et Fochier. On portera ensuite le pouce et deux ou trois doigts voisins de la main en attelle sur le pli du coude rendu accessible par cette manœuvre et on l'amènera en dehors en le faisant glisser devant la face et le sternum. Dans certains cas, quoiqu'on fasse, on n'arrive que sur la partie inférieure de l'humérus et il faudra alors redoubler d'attention pour ne pas produire de fractures.

Quelquefois le bras antérieur est plus accessible que le postérieur parce qu'il est plus fortement engagé, c'est alors par lui que Mme Lachapelle conseille de commencer le dégagement.

Nous ne traiterons pas ici la question des bras franchement relevés, ni enclavés, ni croisés derrière la nuque, ni remontés derrière le dos, parce que ces complications ne doivent pas se produire si l'on a employé rigoureusement les deux procédés sus-indiqués. Elles ne peuvent en effet survenir dans la méthode, que nous appellerons légitimement nancéienne que si l'aide exerce mal ses pressions sur le fond de l'utérus, dans l'autre méthode que si l'accoucheur tire au-delà de la limite assignée et si à ses tractions prolongées il joint des mouvements de rotation intempestifs.

Les membres supérieurs, une fois sortis, on fait descendre la tête restée fléchie sur le plancher du bassin en orientant après introduction d'un doigt dans la bouche du fœtus ses grands diamètres suivant un diamètre oblique du bassin (généralement celui qui est perpendiculaire au diamètre pris par les épaules). Arrivée sur le plancher, on la met en OP et on la dégage par la manœuvre de Mauriceau.

Jusqu'alors nous nous sommes occupé de la ligne de conduite à suivre pendant le travail quand il n'existe pas d'indications spéciales. Supposons-nous maintenant en présence de ces indications de nature à légitimer une intervention immédiate (souffrance du fœtus, épuisement de la parturiente par un travail de longueur exagérée, infection du liquide amniotique, hémorrhagie par insertion vicieuse du placenta, lésions cardiaques avancées, albuminurie grave avec ou sans éclampsie, etc). Alors que faire ?

Trois cas sont à distinguer :

1° Le siège est au détroit supérieur ;

2° Le siège est engagé plus ou moins profondément dans l'excavation ;

3° Le siège appuie sur le périnée ; on le voit à la vulve.

1° *Le siège est au détroit supérieur.* — Si le col est entièrement dilaté, on tentera (après rupture artificielle des membranes lorsqu'elles sont intactes) d'abaisser un pied et se servant de ce pied comme tracteur, on procédera à l'extraction du fœtus.

La dilatation est-elle au contraire incomplète, on essaiera de la pousser manuellement (procédé de Bonnaire, en respectant la poche des eaux quand elle existe, à moins qu'il ne s'agisse d'hémorrhagies liées à une insertion vicieuse du placenta, cas où la rupture se pratique de parti-pris) jusqu'à la rendre complète; on pourra même s'aider des ballons de Champetier de Ribes, si le col résiste à l'action des doigts. Lorsque les bords du cervix se trouveront en contact avec les parois du bassin, on abaissera un pied comme précédemment et on extraira.

Voilà pour les cas où la main triomphe seule de la résistance cervicale et ceux où elle triomphe à l'aide d'agents dilatateurs. Mais ce ne sont pas les seuls ; il se trouve des circonstances où les doigts échouent pour produire la dilatation complète, et où les ballons de Champetier font défaut à l'accoucheur. Il peut arriver cependant qu'alors aussi il y ait urgence à terminer rapidement l'accouchement. Comment s'y prendre ? Voici : on n'attendra pas la dilatation complète pour aller à la recherche du membre inférieur. Dès que le col (naturellement ou artificiellement) sera suffisamment ouvert pour laisser passer la main, on tentera la manœuvre de l'abaissement du pied. D'après Bonnaire, on est même autorisé de l'essayer, et dans ces cas elle est susceptible de réussir lorsque trois doigts seulement peuvent être engagés dans l'orifice utérin. Le pied abaissé, on tirera sur lui avec prudence et on achèvera lentement (pour éviter toute déchirure utérine) la dilatation avec le siège, qui joue en même temps le rôle d'un excellent tampon, avantage précieux, quand on a affaire à un placenta prævia. C'est toujours le pied antérieur qu'on devra saisir, parce qu'il est le plus accessible, grâce à la faible hauteur de la ceinture pelvienne et qu'il constitue le membre fournissant la meilleure prise pour les tractions. » (Bonnaire.) Avec lui, on ne risque pas de voir le siège être arrêté par le pubis, ni se produire un mouvement de rotation dans l'axe longitudinal du fœtus.

On ira chercher le pied soit directement au fond de l'utérus, soit indirectement en employant la manœuvre de Pinard-Mantel. Elle consiste à introduire la main, jusqu'au niveau de la cuisse fœtale, que l'on porte en arrière et en dehors par rapport à l'abdomen fœtal, en flexion et abduction extrêmes. Le pied tombe de lui-même sur le dos des doigts de l'opérateur, par flexion spontanée de la jambe. Il ne reste qu'à la saisir pour abaisser le genou et étendre la cuisse. Quelquefois, en raison du peu d'abondance ou de l'écoulement prématuré du liquide amniotique, l'utérus se rétracte facilement, s'applique étroitement sur le fœtus en rendant l'abaissement du pied impossible. Dans ces cas, on s'adressera aux moyens indiqués, quand le siège est dans l'excavation.

Le siège est dans l'excavation. — Disons de suite que, quand le siège est peu engagé, on pourra chercher, sans trop insister cependant, à le refouler au-dessus du détroit supérieur, et une fois qu'il sera hors de l'excavation, se comporter comme précédemment. Mais si la tentative de refoulement échoue, faudra-t-il quand même pratiquer l'abaissement artificiel du pied antérieur ? Faudra-t-il recourir à cette manœuvre quand le siège est bien engagé ? Potocki répond oui. Avec Bonnaire, nous répondrons non et en voici la raison. Ce dernier, avec le concours du docteur Dubrisay, a mesuré un certain nombre de fémurs d'enfants, et après avoir obtenu, pour des enfants du poids de 2 à 3.000 grammes, une longueur fémorale moyenne de 11c3, il a trouvé que cette longueur s'élevait à 12c8, quand les enfants pesaient de 3 à 4.000 grammes, Or, les diamètres de l'excavation sont de 12 centimètres. Comme pour arriver à abaisser le membre inférieur, il importe que la cuisse bascule dans le bassin, on en déduit qu'il faudrait faire passer un diamètre de 12c8 dans un diamètre de 12c, ce qui est mathématiquement impossible. Nous venons de voir, d'autre part, que 12c8 constituent la dimension moyenne du fémur d'un enfant, dont le poids varie entre 3 et 4.000 grammes, par conséquent, d'un enfant à terme. Donc, à terme, la manœuvre est dans la majorité des cas impraticable. Nous disons la majorité, parce que, pour qu'elle réussisse, l'existence de conditions spéciales est nécessaire.

Il faut de deux choses l'une, ou que le fœtus soit petit (quoiqu'à terme) pour un bassin normal ou que le bassin soit plus grand qu'à l'ordinaire, si le fœtus est volumineux. Comme ces conditions sont loin de se présenter chaque fois et que l'appréciation n'en est pas toujours facile, tant s'en faut, surtout quand on n'a pas une grande habitude des accouchements, nous conseillerons de ne pas avoir recours à l'abaissement artificiel du pied, toutes les fois qu'il y aura engagement du siège.

Nous adresserons-nous au crochet? Pas davantage, lorsqu'il s'agira d'un enfant vivant, parce qu'il est capable de produire des lésions sérieuses. Mangiagalli a, en effet, à la suite de l'application de cet instrument, cité des cas de fractures du fémur simples, Belluzi des cas de fractures compliquées de plaies et un autre où le crochet a amené la rupture de la branche horizontale du pubis fœtal. Bar, étant interne à Lourcine, a noté une déchirure de l'artère fémorale avec hémorrhagie mortelle due au crochet. Souvent, ce sont des lésions d'importance moindre, telles que : inflammations, lymphangites, phlegmons, abcès, qui ont été constatées.

Faudra-t-il avoir recours au doigt? Ecoutons ce que dit à ce sujet M. Ollivier dans sa thèse : « Nous avons dans toutes nos expériences essayé d'extraire le fœtus en exerçant des tractions avec l'index appliqué sur le pli de l'aine antérieure ; mais nous n'avons pas eu plus de succès qu'avec la méthode de Barnes (abaissement artificiel du pied) ; on peut cependant essayer, si l'enfant n'est pas gros; la contraction utérine aidant, on pourra quelquefois amener le siège à la vulve. Mais il ne faut pas oublier qu'on ne doit tirer qu'avec une extrême prudence, parce que, instinctivement, on recourbe le doigt en crochet, et si on tire fort, on s'expose à léser les tissus sur lesquels portera la pression. On peut quelquefois déterminer la production de plaques gangréneuses ou d'un phlegmon diffus, comme Chantreuil et Belluzi en ont cité des cas. On voit, dans une observation du docteur Labat, qu'au niveau du point où il avait tiré avec l'index, il y avait une éraillure de la peau, et qu'il survint tout autour de l'empâtement, qui ne disparut qu'au bout de quelques jours. On sera donc très prudent si l'on exerce des tractions avec l'index.

M. le docteur Remy, dans son précis de médecine opératoire obstétricale, reconnaît que :

1° Le doigt est parfois trop volumineux pour pouvoir s'insinuer dans un pli fermé, comme cela existe pendant l'accouchement, quand il y a application étroite de la cuisse contre la paroi abdominale ;

2° Que le doigt peut parfois manquer de force et lâcher prise.

Néanmoins, comme on l'a quelquefois employé avec succès, M. Remy conseille de tenter l'opération, qui, ajoutons-le, n'aura chance de réussir qu'avec un fœtus petit, ou un bassin anormalement large. Voici d'ailleurs comment l'auteur conseille de procéder : « On glisse l'index derrière le pubis à la recherche du pli de l'aine antérieure : on insinue au moins deux phalanges, qu'on recourbe en crochet sur la racine de la cuisse et l'on tire surtout en arrière. On a soin de reporter la pression du doigt du côté du bassin de l'enfant plutôt que du côté du fémur, afin d'éviter la fracture de cet os. On pourrait d'ailleurs pendant la descente du siège glisser quelques doigts de l'autre main derrière le sacrum de l'enfant pour refouler le siège contre la paroi du bassin de la mère. De cette façon on empêcherait le fémur de s'écarter du plan abdominal du fœtus parce qu'il est maintenu en place par la paroi interne du pelvis maternel. On serait autorisé à reporter les tractions sur le pli de l'aine postérieure, si la hanche postérieure ne suivait pas le mouvement de descente.

L'opérateur pourrait encore essayer de tirer sur les deux aines en même temps, en introduisant toute la main dans le vagin et en plaçant d'une part le pouce sur le pli de l'aine antérieure, d'autre part le médius ou l'index sur le pli de l'aine postérieure. Si la traction manuelle a échoué, il ne reste plus que deux moyens : le lacs et le forceps.

Le forceps dont on se servira de préférence, sera celui du professeur Tarnier ; les deux meilleurs lacs sont d'abord celui que conseille le célèbre accoucheur formé de mèche de fumeur chinée et puis celui que recommande Ollivier constitué par un tube de caoutchouc creux à l'intérieur duquel a été passée une tresse de soie. Les deux extrémités du tube sont cousues sur la tresse afin d'éviter tout glissement.

Le forceps et le lacs peuvent à la rigueur s'appliquer indistinctement à toutes les variétés de positions occupées par le siège. Cependant Ollivier dans son excellente thèse de doctorat, a montré qu'il valait mieux appliquer le forceps dans les sacro-postérieures et réserver le lacs aux sacro-antérieures. Voici pourquoi : le forceps pour être bien appliqué doit être placé sur les cuisses et non sur le siège lui-même (quoiqu'en dise Truzzi), où il risque de déraper facilement si les cuillers ne dépassent pas les crêtes iliaques, de blesser les viscères abdominaux si elles les débordent. Or comme les cuisses sont surtout accessibles dans les variétés postérieures, ce sera surtout dans ces variétés, que le forceps devra être employé. Il le sera d'autant plus avantageusement que la courbure des cuillers se trouvera alors dirigée du côté opposé à l'abdomen, qu'elles ne blesseront pas par conséquent.

Pour ce qui concerne le lacs, Ollivier le rejette dans ces mêmes positions postérieures, parce qu'alors le dos regarde en arrière ; le lacs placé dans l'aine tire sur le fémur relevé au-devant du plan vertical de l'enfant et risque d'en amener la fracture, étant donnée l'immobilisation des deux extrémités, l'une par l'articulation coxo-fémorale, l'autre par les pubis de la mère, derrière lesquels les cuisses sont relevées.

Reconnaissant la parfaite exactitude de ces sages remarques, nous croyons néanmoins que leur importance est susceptible d'être légèrement amoindrie. Nous pensons avec le docteur Ollivier que la prise sur le siège est défectueuse et qu'il faut rechercher la saisie des cuisses ; mais nous ne conclurons pas que le forceps doive par suite être systématiquement rejeté dans les sacro-antérieures, attendu que même dans ces positions, on peut chercher à saisir les cuisses et que l'on arrivera à éviter les contusions de l'abdomen en ne tirant pas trop en arrière avec le forceps, de façon à ne pas abaisser les manches, abaissement qui produirait le relèvement infaillible des cuillers, lesquelles risqueraient de venir contusionner l'abdomen.

Ainsi donc nous retiendrons les préceptes formulés par M. Ollivier, mais nous ne rejetterons cependant pas d'une façon absolue le forceps dans les sacro-antérieures, attendu que, même dans ces positions, il est possible de saisir les cuisses avec l'instrument, d'éviter les contusions de l'abdomen (fait qui constitue le grand danger de l'application), en ne dirigeant pas trop les tractions en arrière et en surveillant ou faisant surveiller l'action des cuillers.

Pour ce qui est du lacs, nous ne le proscrivons pas non plus constamment dans les postérieures, où il est capable de rendre des services ; mais en l'employant nous insisterons sur ce point que nous devrons toujours avoir présent à l'esprit, à savoir que le lacs est surtout dangereux quand on tire avec lui trop perpendiculairement au fémur. Par conséquent au lieu de tirer en avant, il faudra tirer en bas et refouler l'enfant, en appuyant sur son sacrum, contre la paroi pelvienne maternelle pour s'opposer à la déflexion de la cuisse. On sait, en effet, que cette déflexion favorise la traction perpendiculaire sur le fémur et, par suite, sa fracture. Le professeur Tarnier, s'appuyant sur le précepte « l'union fait la force », conseillait d'employer simultanément le forceps et le lacs. Demelin a, le premier, mis en pratique le sage conseil du maître et l'essai lui a parfaitement réussi. L'observation a été consignée dans la thèse de Bloch. Le docteur Demelin applique d'abord le lacs, puis le forceps, puis il tire alternativement sur l'un et sur l'autre.

Que l'on emploie le forceps ou le lacs, ou les deux réunis, il faudra toujours tirer pendant les contractions utérines et il sera même très utile de s'adjoindre un aide qui, pendant les tractions (c'est-à-dire pendant la contraction), exercera des pressions sur le fond de l'utérus et la tête fœtale. Les tractions sur le lacs devront être intermittentes pour ne pas interrompre la circulation du sang fœtal. Dans les sacro-postérieures, ces tractions seront dirigées très en arrière pour suivre la direction de l'axe pelvien d'abord, et surtout pour éviter la fracture du fémur.

Forceps.

Manuel opératoire. — Le forceps sera toujours appliqué de telle sorte que les cuillers se trouvent placées aux deux extrémités du diamètre bi-trochantérien. Ce sera, par conséquent, toujours une application directe quant au siège. Examinons les différents cas.

Position sacro-iliaque droite postérieure. — Le diamètre bi-trochantérien occupe ici le diamètre oblique droit.

Application. — L'application du forceps se fera donc suivant ce diamètre, autrement dit elle sera oblique par rapport au bassin; la courbure pelvienne de l'instrument regardera à gauche dans la direction de l'éminence ilio-pectinée, elle tournera le dos à l'abdomen du fœtus. La première cuiller appliquée sera la gauche, que l'on guidera avec la main droite placée au voisinage de la région sacro-sciatique. La cuiller bien en contact avec la face externe de la cuisse gauche du fœtus, on la confiera à un aide et on introduira la branche droite, d'abord conduite en arrière, puis ramenée en avant par un mouvement de spire devant le trou obturateur, en regard duquel se trouve la cuisse droite ou antérieure.

Articulation. — On ferme la vis de pression du forceps Tarnier. Les manches du forceps sont, l'instrument en place, dirigés et inclinés vers la gauche.

Tractions. — Ce qu'il importe de savoir, c'est que l'instrument glisse un peu pendant les premières tractions, mais trouve bientôt un ferme point d'appui : cela tient à ce que le diamètre bitrochantérien peut être considéré comme la base d'un triangle, dont la pointe répond aux pieds de l'enfant : les cuillers s'arcboutent sur les côtés de ce triangle, qui va s'élargissant à mesure qu'on s'approche de sa base, laquelle n'est réellement prise par les becs des cuillers qu'après quelques tractions. Pour éviter que le mouvement de glissement ne s'accentue par trop et n'aboutisse à un dérapement, il est bon de surveiller avec un doigt d'une main, pendant que l'on tire de l'autre main, la prise des cuillers et de serrer de temps en temps la vis de pression. (D'ailleurs si le forceps dérape, on en est quitte pour le réappliquer.) Sous l'influence des tractions prudentes, mais quelquefois énergiques, le siège descend sur le plancher du bassin, la rotation interne s'effectue spontanément (on aide quelquefois à son accomplissement en imprimant un mouvement de vieille et non de clef au forceps), de sorte que la fesse antérieure vient se mettre sous le pubis. L'effet de la rotation interne est de placer le forceps dans le sens antéro-postérieur du bassin, de sorte que la cuiller droite se trouve sous le pubis et l'autre à la commissure postérieure. La courbure pelvienne de l'instrument regarde directement à gauche. Le dégagement du siège se produit par un mouvement d'incurvation latérale du tronc, que l'on produit en tirant avec le forceps d'abord horizontalement, puis en haut. Dès que les plis des aines deviennent accessibles aux doigts, on abandonne le forceps pour terminer avec eux.

Position sacro-iliaque gauche postérieure. Application. — L'application se fera suivant le diamètre bi-trochantérien, qui occupe le diamètre oblique gauche ; elle sera donc oblique par rapport au bassin ; la courbure pelvienne du forceps regardera l'éminence ilio-pectinée droite. La cuiller introduite la première sera la droite ; on la placera sur la cuisse postérieure, située au voisinage de la symphyse sacro-iliaque droite. La seconde branche, ou gauche, s'appliquera sur la cuisse gauche au voisinage de l'éminence ilio-pectinée gauche, après avoir décrit un mouvement de spire.

Décroisement-Articulation. — *Vis de pression.*

Tractions. — Tractions en se conduisant comme il a été dit précédemment. La rotation ayant pour but d'amener la fesse gauche sous la symphyse se fera de gauche à droite. Pour le reste opérer comme ci-dessus.

Position sacro-sacrée. — *Rare et de transition.* — *Application.* — Le diamètre bi-trochantérien occupe un diamètre tranverse du bassin. Le forceps sera donc appliqué dans le diamètre tranverse, directement quant au bassin. La branche gauche sera introduite la première, puis la branche droite.

Articulation. — Vis de pression.

Traction. — La rotation devra amener une hanche sous la symphyse et il faudra chercher à savoir de quel côté se trouvait primitivement le sacrum, pour pouvoir imprimer au siège avec le forceps un mouvement normal de rotation, en d'autres termes pour lui faire parcourir à rebours le chemin déjà suivi. Si la rotation dans ce sens ne réussit pas, ce qui est rare, on essaiera de faire tourner le siège dans l'autre ; enfin, au cas très rare où ces deux tentatives échoueraient, on dégagera en sacro-sacrée.

Position sacro-iliaque droite tranverse. — *Application.* — Le diamètre bi-trochantérien est antéro-postérieur. L'application sera donc antéro-postérieure par rapport au bassin. Le forceps se trouvera placé de champ, les manches tournés à gauche. La cuiller gauche sera introduite la première en arrière devant le sacrum en contact avec la cuisse gauche postérieure. La deuxième cuiller sera appliquée en avant derrière le pubis sur la cuisse droite antérieure.

Articulation. — Vis de pression.

Tractions. — Pas de rotation. — Dégagement.

Position sacro-iliaque gauche transverse. — *Application.* — L'application sera encore antéro-postérieure par rapport au bassin ; le forceps sera également placé de champ, ses manches tournés à droite. La cuiller droite sera introduite la première en arrière devant le sacrum en contact avec la cuisse droite postérieure. La cuiller gauche sera appliquée en avant derrière le pubis sur la cuisse gauche antérieure.

Articulation. — Vis de pression.

Tractions. — Pas de rotation. Dégagement.

Nous venons d'envisager les cas où, suivant Ollivier, les applications de forceps sont favorables. Voyons maintenant les cas où les prises sont moins bonnes.

Position sacro-iliaque droite antérieure. — *Application.* — L'application sera oblique suivant le diamètre oblique gauche, la courbure pelvienne du forceps regarde l'éminence ilio-pectinée droite et l'abdomen du fœtus. Les manches sont tournés à droite. La cuiller droite sera introduite la première devant la symphyse sacro-iliaque droite et *placée sur la cuisse gauche* et non sur le siège. La deuxième cuiller ou cuiller gauche d'abord conduite en arrière vers l'autre symphyse sacro-iliaque sera, après lui avoir imprimé un mouvement de spire, amenée devant le trou obturateur gauche et appliquée sur la cuisse droite.

Décroisement. — Articulation. Vis de pression.

Tractions. — Ici, plus encore que précédemment, il faudra surveiller le bec des cuillers et leur dérapement. La rotation se fera de gauche à droite, elle amènera la hanche droite sous la symphyse pubienne et placera le forceps de champ, les manches dirigés à droite. Dégagement.

Position sacro-iliaque gauche antérieure. — *Application.* — L'application faite suivant le diamètre oblique droit sera donc oblique par rapport au bassin. La courbure pelvienne du forceps regardera l'éminence ilio-pectinée gauche et l'abdomen fœtal. Les manches seront tournés à gauche. La cuiller gauche sera introduite la première devant la symphyse sacro-iliaque gauche en contact avec la cuisse droite. La deuxième cuiller ou cuiller droite sera, après un mouvement de spire, amenée devant le trou obturateur droit et placée sur la cuisse gauche.

Décroisement. — Articulation. Vis de pression.

Tractions. — Il faudra surveiller les tractions comme précédemment. La rotation se fera de droite à gauche et amènera la hanche gauche sous la symphyse pubienne. Le forceps se trouvera alors placé de champ, les manches dirigés à gauche. Dégagement.

Position sacro-pubienne. — Rare.

Application. — L'application sera directe quant au bassin. La cuiller gauche sera introduite la première et à gauche, la cuiller droite la deuxième et à roite.

Articulation. — Vis de pression.

Tractions. (Surveiller). —Pour la rotation on tiendra compte de la position primitive du sacrum et l'on cherchera à amener sous la symphyse la hanche primitivement antérieure.

Lacs.

Manuel opératoire. — Le lacs sera toujours placé sur l'aine qui se trouve être antérieure ou qui dans les positions sacro-sacrées et pubiennes se trouvait être antérieure primitivement.

La traction sur l'aine antérieure aidera à la rotation, elle contribuera à ramener la hanche antérieure sous la symphyse. Cette traction sera intermittente et dirigée en arrière pour la rapprocher de la direction de l'axe pelvien. Dans tous les cas, pour assurer l'application de la cuisse contre l'abdomen, avec la main introduite dans l'excavation on refoulera (selon qu'il sera plus commode) soit directement le membre inférieur contre l'abdomen du fœtus (positions antérieures), soit indirectement en poussant par une pression exercée sur le sacrum son plan antérieur contre la paroi pelvienne maternelle (positions sacro-postérieures). Dans les positions transverses, on peut agir, soit directement, soit indirectement.

Pour appliquer le lacs on se sert de la main ou d'un porte-lacs. Avec la main voici comment l'on pourra procéder : un des index conduisant le lacs passe derrière la symphyse pubienne et arrive jusqu'au pli de l'aine antérieure ; en même temps l'autre index glissé entre les deux cuisses du fœtus cherche à saisir le lacs et à l'attirer au dehors. Certains auteurs trouvant que les deux index introduits simultanément étaient d'un volume trop gros, conseillent d'opérer de la façon suivante : un index porte d'abord le lacs dans le pli de l'aine antérieure en glissant derrière la symphyse ; puis il est retiré et réintroduit de nouveau entre les cuisses de l'enfant pour amener le lacs au dehors. Au lieu de conduire l'index dans l'aine en passant d'abord entre le siège et le pubis, Maygrier recommande de l'insinuer directement dans le sillon intercrural facilement accessible, de le faire progresser de bas en haut, et une fois qu'il a pénétré assez profondément d'aller le chercher en glissant l'index et le médius entre la symphyse et la hanche antérieure.

Les porte-lacs suppléent à la main quand elle est insuffisante. Il en existe deux modèles satisfaisants celui du docteur Olliver et celui du docteur Remy.

On les introduit en passant soit d'abord entre le siège et la symphyse, soit primitivement dans l'espace intercrural. L'instrument doit être orienté de telle sorte que pour les uns (Remy), l'olive soit du côté du bassin de l'enfant, pour les autres (Ollivier) du côté des membres relevés.

Les porte-lacs doivent servir à placer les lacs et non d'instruments de traction. Quand le fœtus est mort, on peut sans crainte de léser l'abdomen appliquer le forceps sur le siège lui-même en dépassant les crêtes iliaques avec le bec des cuillers ; on n'a plus à redouter les fractures du fémur avec le lacs et le crochet ; on est même autorisé à se servir de ce dernier d'une façon particulière, et à recourir au cranioclaste et au basiotribe.

Le mode d'emploi spécial du crochet consiste, quand il est insuffisant ou inapplicable dans l'aine, à perforer l'abdomen du fœtus au-dessus de la symphyse pubienne et à le fixer sur l'arc antérieur du bassin. Il est évident qu'il faudra, dans ce dernier cas, surveiller la prise pendant les tractions, pour qu'il ne glisse pas. Il importe également de faire attention à la rupture symphysienne possible.

Le crânioclaste sera appliqué de la façon suivante : la branche mâle sera introduite dans le rectum, la femelle prendra point d'appui sur une des régions du bassin fœtal, telles que sacrum et trochanter.

Quand on emploiera le basiotribe, on placera le perforateur dans le rectum, les cuillers sur chacun des trochanters.

Enfin, quand on n'aura à sa disposition qu'un céphalotribe, on appliquera chacune des branches sur un trochanter.

Siège à la vulve.

Ici encore, c'est l'état de la femme ou de l'enfant, quelquefois des deux, qui réclament l'intervention.

Le plus souvent, l'état de la femme s'aggrave, alors même qu'il n'existe chez elle aucune lésion organique (à plus forte raison est-il susceptible d'empirer s'il s'en trouve), parce que la contraction utérine, fatigante, épuisante, se reproduit coup sur coup, ne laissant ni trêve ni repos à la parturiente et cela sans aboutir au résultat cherché. L'échec ne reconnaît ici d'autre cause que la direction vicieuse suivant laquelle la force représentant la contraction utérine agit par l'intermédiaire défectueux du siège manquant d'inflexion latérale. Ce siège, en effet, poussé par l'utérus et l'effort abdominal, vient butter en plein contre un périnée résistant, dont il n'arrive pas à triompher, alors qu'à côté, plus en avant, se trouve un orifice, l'anneau vulvaire, tout disposé à le recevoir, et où la contraction utérine, en raison de son énergie, se chargerait de le faire pénétrer, s'il ne s'obstinait à ne pas vouloir s'infléchir.

Pendant toute cette lutte funeste à la mère, l'enfant, de son côté, souffre de ce quasi-tétanos utérin, qui trouble sa circulation et lui fait courir souvent des dangers de mort.

Quel moyen employer pour les sauver? Il suffit simplement, puisque la force expulsive existe, de lui donner une autre direction ou encore de modifier l'axe du canal génital maternel.

Pour modifier l'axe du canal, et de courbe le rendre droit, ou mieux le rapprocher de la rectiligne, on emploiera la manœuvre de Duchamp, c'est-à-dire qu'après avoir mis la femme dans la position obstétricale, on refoulera, au moment de la contraction utérine, le périnée en arrière avec un ou deux doigts (de préférence les indicateurs), placés à la partie postérieure de l'orifice vulvaire.

Pour donner une autre direction à la force, il

faudra infléchir le tronc du fœtus. On y arrivera en accrochant avec le doigt l'aine postérieure et en tirant en avant pendant les contractions. Au lieu de se servir d'une seule aine, on pourra utiliser les deux et introduire dans chacune un index recourbé en forme de crochet.

La manœuvre de Ritgen est aussi susceptible de rendre des services pour aider à incurver latéralement le tronc. Elle consiste à introduire dans le rectum maternel, à travers l'anus entr'ouvert, un et mieux deux doigts de la main droite (index et médius), et au moment d'une contraction et de l'effort qui s'y ajoute, à appuyer à travers la cloison recto-vaginale sur la fesse postérieure du fœtus. On devra, pendant cette manœuvre, éviter de replier en crochet l'extrémité des doigts, pour ne pas produire de perforation de la cloison. Dans quelques cas, il sera utile d'ajouter au procédé précédent des tractions digitales sur l'aine antérieure.

L'enfant est-il mort, on peut recourir à la méthode dite bi-rectale, que Bitot a même employée chez l'enfant vivant. Voici comment Ollivier conseille d'opérer : « On se placera autant que possible à la droite de la femme. préalablement mise en travers du lit; au moment d'une contraction, on introduira l'index et le médius de la main droite dans l'anus de la mère, en même temps qu'on fera pénétrer la première phalange de l'index gauche dans l'anus de l'enfant (Bitot s'est servi alternativement de l'index et du pouce). On refoulera avec les doigts appliqués à plat la fesse postérieure en avant et en haut, pendant que de l'index gauche ou du pouce on tirera la fesse antérieure dans le même sens. Si tous ces procédés échouent à faire sortir le siège au dehors, il faudra recourir en dernier ressort soit au lacs placé sur l'aîne antérieure, soit au forceps, ou mieux encore aux deux simultanément.

Dans les lignes qui précèdent, nous avons envisagé seulement le cas où, malgré la persistance de contractions énergiques, le siège n'est pas expulsé, parce qu'il ne s'incurve pas et que le périnée résiste, mais ce cas n'est pas le seul. A côté de lui se trouve celui où le travail s'arrête parce que l'utérus, après avoir, avec une rapidité plus ou moins grande, dilaté complètement le col et fortement engagé le siège jusqu'à l'amener à la vulve, tombe brusquement en inertie. Ce dernier état ne nuit, au moins d'une façon immédiate, ni à la mère, ni à l'enfant, puisqu'il permet à l'une de goûter un repos physique réparateur, et à l'autre de faire tranquillement son hématose.

Cependant on ne peut laisser la situation se prolonger indéfiniment sans crainte de voir, non pas surtout des eschares se produire au niveau des parties molles maternelles, mais l'infection s'installer dans la cavité amniotique. Comme le temps ne presse pas absolument, on pourra chercher à réveiller la contraction utérine absente, non par du seigle ergoté, ainsi que l'enseignaient Debon et Deport (le seigle ergoté étant susceptible d'engendrer de la contracture, et devant, suivant le conseil de Pajot, être proscrit tant que l'utérus renferme quelque chose), mais par d'autres médicaments ocytociques, tels que le sulfate de quinine (Sch.), le salicylate de soude (Vinay), encore ne faut-il employer ce dernier que s'il n'existe pas de lésions rénales chez la mère, ou encore la lactose, associée ou non aux deux premiers.

Sous l'influence de ces agents, la contraction utérine peut reparaître et terminer seule l'accouchement.

Si elle ne se réveille pas, ou si elle se réveille, mais irrégulière, peu intense, il faudra recourir soit au forceps, soit au lacs, ou mieux encore à l'un et à l'autre.

Ce seront aussi ces derniers moyens qui auront chance de réussir (la méthode de direction étant *à priori* insuffisante et les tractions bi-inguinales, qu'on essayera cependant, devant presque infailliblement échouer), quand à l'inertie utérine s'ajouteront la tonicité exagérée des muscles du périnée et le défaut d'incurvation fœtal.

Mais il est encore un autre moyen qui, dans ces derniers cas, pourra donner des résultats : c'est l'abaissement artificiel du pied antérieur. Ce moyen, que nous avons intentionnellement passé sous silence, quand la contraction utérine existait avec un caractère de fréquence qui la rendait voisine de la contracture et que la cause du manque d'expulsion résidait entièrement dans le périnée et dans l'inflexibilité du tronc, peut ici rendre de grands services. Nous ne l'avions pas préconisé, ainsi qu'il est dit plus haut, bien qu'il aurait été avantageux de supprimer une attelle au tronc, rendu ainsi plus souple, parce que la manœuvre, en raison même de l'énergie de la contraction augmentée encore par l'introduction de la main, nous a paru impraticable. Quand l'utérus, au contraire, est relâché et qu'il existe de grands intervalles entre les contractions, l'abaissement artificiel du pied est recommandable, pourvu qu'il n'y ait pas un excès d'étroitesse du canal génital. M. Bonnaire, qui est peu favorable à la méthode de Potocki dans l'excavation, s'en montre au contraire partisan quand le siège est à la vulve. A ce niveau, en effet, la bascule du fémur dans l'excavation et son passage à travers le détroit inférieur est possible, à condition d'attirer, avant de pratiquer ce temps de bascule, la fesse antérieure au dehors du bassin osseux, petit subterfuge qui a pour conséquence de raccourcir la longueur du levier fémoral.

Présentation du siège mode des fesses dans les bassins rétrécis.

Bassins rachitiques.

Ici plus encore que lorsque le bassin est normal il y a avantage à pratiquer pendant la grossesse la version par manœuvre externe. Sans elle en effet, pas de palper mensurateur possible et par suite pas de provocation rationnelle d'accouchement prématuré ; nous disons rationnelle, parce que la provocation basée sur la simple connaissance du diamètre utile et du volume approximatif de la tête fœtale fourni par les tables d'auteurs, étant donné un certain âge de la grossesse, expose à de terribles mécomptes. Avec la version d'un autre côté, on évitera les dangers de l'extraction rapide de la tête dernière (compression brusque de cette tête, hémorrhagie méningée, fractures du crâne, élongation de la moëlle cervicale, disjonction du maxillaire inférieur).

Elle devra donc être tentée chaque fois que dans un bassin rétréci, existera une présentation du siège mode des fesses ; on sera même en droit d'insister plus que lorsque le bassin est normal ; mais nous savons déjà qu'il se trouve des cas, où quoiqu'on fasse, la version est impossible. Supposons alors le travail se produisant avec une présentation persistante du siège mode des fesses.

Bassin aplati. — Si l'aplatissement est peu marqué, le mécanisme ne diffère pas du mécanisme ordinaire, surtout si l'enfant est moyen. Mais si le rétrécissement est sensible ou l'enfant volumineux, il y aura des variantes. Elles ne porteront pas en général sur l'engagement du siège, que l'on ne devra cependant pas être étonné de voir mettre ses grands diamètres en rapport avec les grands diamètres du bassin, c'est-à-dire superposer son bi-trochantérien au diamètre tranverse, mais sur l'accomodation du bis-acromial et de la tête qui s'orienteront transversalement Si donc on est forcé d'intervenir et, on le sera toujours à cause du rétrécissement, on tirera sur le fœtus, de façon à le faire descendre, le dos dirigé directement en avant ou en arrière. Les bras dégagés, on imprimera au tronc un mouvement de rotation d'un quart de cercle d'étendue, de manière que l'épine dorsale se trouve directement en rapport avec l'extrémité du diamètre transverse du bassin maternel.

Ce mouvement de rotation se transmettra à la tête et aura pour but de la placer dans le diamètre transverse, qu'elle devra emprunter pour faire sa descente. Si elle ne suivait pas le mouvement du tronc, il faudrait, avec le doigt introduit dans la bouche du fœtus, réparer ce desiderata. La tête, une fois dans le diamètre transversal, sera extraite par la manœuvre de Champetier de Ribes.

Bassin rachitique généralement rétréci ou atrophique.

Il importe de savoir que dans cette forme de viciation pelvienne, où tous les diamètres, aussi bien ceux de l'excavation que du détroit supérieur sont rétrécis, la présentation du siège est particulièrement défavorable. De là, la nécessité pendant la grossesse d'insister sur la version par manœuvres externes.

Echoue-t-elle, ou arrive-t-on trop tard pour tenter de la pratiquer, il convient pendant l'extraction d'orienter les grands diamètres des épaules et de la tête non plus comme précédemment dans le diamètre transversal mais oblique, puisque quand la tête s'engage la première dans ces bassins, elle utilise ainsi que les épaules le diamètre oblique. Comme d'autre part, cette tête pour passer première, est obligée de se fléchir très fortement, il faudra, lorsqu'elle arrivera dernière, en accentuer la flexion. Disons de suite que le plus souvent elle ne sortira qu'au prix de tractions énergiques, combinée à une expression utérine vigoureuse.

N.-B. — Si en raison de l'étroitesse notable du bassin, on jugeait d'après le volume du fœtus, la symphyséotomie nécessaire, il faudrait la pratiquer de parti pris à la dilatation complète avant de procéder à l'extraction du siège, parce que le temps nécessaire à l'opération serait plus que suffisant pour amener la mort de l'enfant au cas où l'on se déciderait seulement à y recourir, quand il ne reste plus qu'à faire franchir le rétrécissement à la tête reconnue trop tard d'un volume excessif.

Bassin Cyphotique.

Un fait admis par les auteurs, est que le passage de la tête, venant dernière, offre des avantages dans les bassins cyphotiques, à condition toutefois que le bi-ischiatique ne soit pas inférieur à sept centimètres, cas où à moins de malléabilité toute spéciale de la tête du fœtus ou du relâchement des symphyses maternelles, l'accouchement est impossible.

On pourra donc ne pas chercher à transformer en sommet une présentation du siège mode des fesses découverte pendant la grossesse. Seulement quand le travail se produira et qu'il faudra dégager la partie sus ombilicale du tronc, on se rappellera que le rétrécissement dans le bassin cyphotique porte sur le détroit inférieur du pelvis, qu'il existe surtout dans le sens transversal, mais aussi dans le sens antéro-postérieur, que par conséquent on aura plus d'avantage à faire descendre le diamètre bis-acromial du fœtus suivant l'un des diamètres obliques du bassin, car ceux-ci sont extensibles au détroit inférieur, puisqu'ils aboutissent en arrière à des parties molles représentées entre autres par les ligaments sacro-sciatiques. Cependant il convient de faire remarquer que la descente des épaules, suivant le diamètre antéro-postérieur maternel serait moins mauvaise, que si elles répondaient exactement aux extrémités du diamètre transverse, le rétrécissement cyphotique étant avant tout transversal (Demelin).

Pour ce qui est de la symphyséotomie concernant les présentations du siège mode des fesses dans les bassins cyphotiques, nous ferons les mêmes remarques qu'au sujet des bassins rachitiques.

Bassin oblique ovalaire.

Dans le bassin oblique ovalaire où l'un des diamètres obliques est plus petit que l'autre et la cavité pelvienne notamment plus étroite du côté aplati, on ne fera la version céphalique pendant la grossesse qu'autant que le dos et par suite l'occiput se trouveront du côté rétréci du bassin. Sinon on laissera les choses en état quitte à intervenir pour le dégagement du tronc. Voici comment devrait s'opérer ce dégagement d'après Demelin : « Supposons que la paroi pelvienne aplatie soit celle du côté gauche : la moitié la plus large de la cavité est la droite et le diamètre oblique le plus grand est le droit, soit celui qui aboutit en avant à l'éminence ilio-pectinée droite.

Dans l'extraction du siège à travers un tel bassin, le mieux sera de faire tourner le tronc pour diriger le ventre en avant et à gauche et le faire glisser le long de la branche ischio-pubienne gauche : les épaules descendront alors suivant le plus grand diamètre oblique, qui est le droit et après le dégagement des bras, l'occiput occupera tout naturellement la partie la plus large de la cavité pelvienne. Si la paroi aplatie était celle du côté droit, il serait avantageux d'amener le ventre du fœtus en avant et à droite, pour que les épaules fussent en rapport avec le diamètre oblique gauche et l'occiput avec la moitié gauche, plus large, de la cavité pelvienne. Le peu d'étendue en largeur du moignon de l'épaule lui permet de s'insinuer dans l'étroit sinus que forment en arrière, en se réunissant, la ligne innominée du côté aplati et la partie correspondante du sacrum. »

CONCLUSIONS

Nos conclusions, qui portent exclusivement sur le traitement, sont les suivantes :

1° Quand le siège mode des fesses n'est pas engagé, il faut toujours tenter à la fin du huitième mois, chez les multipares comme chez les primipares, sauf l'existence d'une ou de plusieurs des contre-indications énumérées dans cette thèse, la version céphalique par manœuvres externes. La tête doit être fixée dans sa nouvelle position au moyen d'une ceinture eutocique pour éviter la récidive. Au début du travail la version par manœuvres externes est à rejeter, parce qu'elle fait courir le risque de produire une présentation de l'épaule.

2° Quand le siège mode des fesses est engagé, il ne faut pas y toucher.

3° Pendant le travail normal renoncer à l'abaissement prophylactique du pied. N'intervenir pour dégager la portion sus-ombilicale du tronc, qu'au cas de souffrance du fœtus. Employer alors soit la méthode des tractions combinées aux pressions exercées sur le fond de l'utérus par un aide habitué, soit, quand on se trouve seul, simplement la méthode des tractions avec dégagement précoce des bras.

4° Si pendant le travail, il existe des indications de nature à légitimer une intervention, y recourir, mais à cette condition seule. L'intervention variera d'ailleurs selon que le siège se trouve plus ou moins engagé. On choisira : au détroit supérieur l'abaissement artificiel du pied antérieur, dans l'excavation le forceps et le lacs combinés. (Dans le cas où l'enfant est mort, on est de plus autorisé à se servir du crochet, du basiotribe et du crânioclaste).

A la vulve :

1° Si la contraction utérine est bonne, les méthodes de direction simple (procédé de Duchamp, doigt dans l'aine postérieure) [manœuvre de Ritgen], quand l'enfant est mort on pourra même s'adresser à la méthode bi-rectale.

2° Si la contraction utérine manque, les ocytociques (salicylàte de soude, sulfate de quinine, lactose), l'abaissement artificiel du pied antérieur, le lacs et le forceps combinés

5. Dans les bassins viciés :

1. *Rachitiques*. — Pendant la grossesse, insister particulièrement sur la version par manœuvres externes ; pendant le travail.

a) Dans les bassins rachitiques aplatis, engager les épaules et la tête transversalement.

b) Dans les bassins rachitiques généralement rétrécis, engager les épaules et la tète obliquement et fléchir la tête le plus possible.

2. *Cyphotiques.* — Faire traverser par le diamètre bis-acromial le détroit inférieur obliquement, ou à la rigueur antéro-postérieurement, jamais transversalement.

3. *Obliques ovalaires.* — Si le sacrum et par suite la tète se trouve du côté large du bassin, abandonner la version par manœuvres externes pendant la grossesse. Au cas contraire, tenter la version. Dégagement spécial des épaules au cas de travail avec les présentations du siège mode des fesses.

INDEX BIBLIOGRAPHIQUE

AUVARD. — *Traité d'accouchements.*

BAILLY. — *De quelques difficultés de l'accouchement, Archives de tocologie,* 1881.

BELLUZI. — *Dangers de l'application du crochet au pli de l'aine du fœtus dans l'accouchement par les fesses. Annales de gynécologie*, Paris, 1882, tome XVII.

BONNAIRE.— *De l'abaissement artificiel du pied dans les présentations du siège mode des fesses. Semaine Médicale*, Paris, 1893.

BUDIN.—*Du diagnostic pendant la grossesse de la présentation définitive de l'extrémité pelvienne. Progrès Médical*, Paris, 1881.

BUDIN. —*Note sur un procédé, qui permet de mieux constater les caractères de la région dorsale du fœtus. — Progrès Médical*, Paris, 1881.

BUDIN. — *Cliniques obstétricales.*

CHARPENTIER, — *Traité d'accouchements.*

CHARPENTIER. — *Bulletin de la Société obstétricale et gynécologique*, 1886.

CORRIEZ. — *De la version par manœuvres externes dans les présentations du siège engagé.* Thèse Paris, 1888-1889.

DEPAUL. — *Leçons de cliniques obstétricales.*

DELANNOY. — *Sur le pronostic et le traitement dans les présentations du siège*. Thèse, Lille 1890.

DEMELIN. — *Revue générale de clinique et de thérapeutique*, 1893.

DEMELIN. — *Revue d'obstétrique*, 1898.

ETIENNE. — *Archives de Tocologie*. 1893.

FARABŒUF et VARNIER. — *Introduction à l'étude clinique et à la pratique des accouchements*, Paris, 1891, Steinheil.

FRISTCH. — *Klinick, des geburtshulflichen Opérationen*, 2e édition.

HENRIONNET. — *De l'engagement de l'extrémité pelvienne pendant la grossesse*. Thèse, Paris 1884.

HOWITZ. — *Dystocie fœtale spasmodique. Archives de Tocologie*, 1880.

HUBERT. — *Cours d'accouchements*, 2e édition.

KAMILOFF. — Thèse, Montpellier, 1897.

Mme LACHAPELLE. — *Pratique des accouchements*, 1825.

LEBRETON. — Thèse, Paris, 1883.

LEFOUR. — *Contribution à l'étude des présentations du siège décomplété mode des fesses. Gazette hebdomadaire des sciences médicales de Bordeaux*, 1882.

MAGNE. — *Du réflexe cutané respiratoire*. Thèse Paris, 1896.

MANTEL. — *D'une nouvelle manœuvre pour l'abaissement d'un pied dans les présentations du siège mode des fesses*. Thèse, Paris, 1889.

MAYGRIER. — *Traitement de la présentation du siège décomplété mode des fesses dans l'excavation*. Société obstétricale et gynécologique, Paris, 1890.

OLLIVIER. — Thèse, Paris, 1882.

PID. — *De l'intervention dans les présentations du*

siège mode des fesses. Bulletin de la Société de Médecine pratique. Paris, 1890.

PINARD. — *Traité du palper abdominal,* 1878.

PORACK. — *Bulletin de la Société obstétricale,* 1887.

POTOCKI. — *De l'abaissement prophylactique et curatif du pied dans les présentations du siège mode des fesses. Annales de gynécologie et d'obstétrique.* Paris, 1893.

LOVIOT. — *Bulletin et Mémoires de la Société obstétricale et gynécologique de Paris, 1888, IV.*

REMY. — *Du forceps comme moyen d'extraction du fœtus dans les présentations du siège mode des fesses. Revue Médicale de l'Est.* Nancy, 1888.

REMY. — *Traité de Médecine opératoire obstétricale,* 1893.

RIBEMONT-DESSAIGNES. — Thèse de Paris.

RIBEMONT-DESSAIGNES. — *Traité d'obstétrique.*

SCHRŒDER. — *Traité d'accouchements.*

TARNIER, CHANTREUIL, BUDIN, etc. — *Traité d'accouchements.*

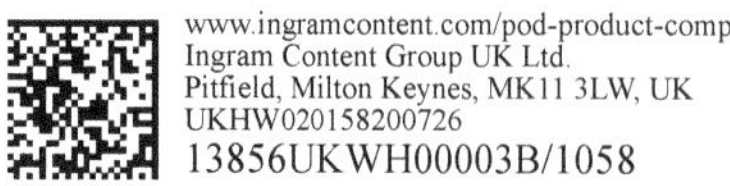
www.ingramcontent.com/pod-product-compliance
Ingram Content Group UK Ltd.
Pitfield, Milton Keynes, MK11 3LW, UK
UKHW020158200726
13856UKWH00003B/1058